解码结核病

消化系统结核病

潘 锋　陈冻伢　主编

Tuberculosis of
Digestive System

浙江省疾病预防控制中心
浙江省中西医结合医院（杭州市红十字会医院）
浙江省防痨协会
组织编写

浙江科学技术出版社·杭州

版权所有　侵权必究

图书在版编目（CIP）数据

消化系统结核病 / 浙江省疾病预防控制中心, 浙江省中西医结合医院（杭州市红十字会医院）, 浙江省防痨协会组织编写 ; 潘锋, 陈冻伢主编. —杭州 : 浙江科学技术出版社, 2023.12

（解码结核病）

ISBN 978-7-5739-0891-9

Ⅰ.①消… Ⅱ.①浙… ②浙… ③浙… ④潘… ⑤陈… Ⅲ.①消化系统疾病–结核病–诊疗 Ⅳ.①R524

中国国家版本馆CIP数据核字（2023）第202979号

书　　名	解码结核病　消化系统结核病
组织编写	浙江省疾病预防控制中心　浙江省中西医结合医院（杭州市红十字会医院）　浙江省防痨协会
主　　编	潘　锋　陈冻伢
出版发行	浙江科学技术出版社 杭州市体育场路347号　邮政编码：310006 办公室电话：0571-85176593 销售部电话：0571-85176040
排　　版	杭州兴邦电子印务有限公司
印　　刷	杭州高腾印务有限公司
开　　本	880 mm × 1230 mm　1/32　　　印　张　4.25
字　　数	71千字
版　　次	2023年12月第1版　　　　　　　印　次　2023年12月第1次印刷
书　　号	ISBN 978-7-5739-0891-9　　　　定　价　48.00元

责任编辑　唐　玲　陈淑阳　　　　　责任校对　赵　艳
责任美编　金　晖　　　　　　　　　责任印务　吕　琰
插　　图　张勐媛

如发现印、装问题，请与承印厂联系。电话：0571-57898610

编写委员会

丛 书 主 审　王　桢　蒋健敏

丛书总主编　王晓萌　陈　彬

丛书副主编　潘军航　詹　强　李柏颖

组 织 编 写　浙江省疾病预防控制中心

　　　　　　浙江省中西医结合医院(杭州市红十字会医院)

　　　　　　浙江省防痨协会

主　　　编　潘　锋　陈冻伢

副 　主　 编　周丽红　郭意男　路晴晴

编 写 人 员　潘　锋　陈冻伢　周丽红　郭意男　路晴晴

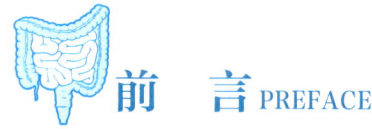

前 言 PREFACE

结核病是一种古老的疾病,已伴随人类几千年。在德国出土的新石器时代人类遗骸中就发现了颈椎结核的存在,中国湖南长沙马王堆汉墓中的辛追夫人生前可能也患有肺结核。

曾经的"白色瘟疫"

结核病在我国古代被称为"痨病",而肺结核被称为"肺痨"。东汉著名医学家张仲景的《金匮要略》中就有"虚劳""马刀""侠瘿"的记载,它们分别是晚期结核病、腋下淋巴结结核、颈部淋巴结结核的症状,但中医一直没有治疗结核病的有效方法。

结核病患者往往面色苍白或潮红,身体娇弱纤瘦,近代西方文人曾经追捧这种病态。实际上,结核病的危害是巨大的,它可以导致患者消瘦、乏力,甚至丧失劳动能力,同时其传染性还会给社会带来沉重的负担。由于大多数结核病患者面色苍白,身体消瘦、乏力,结核病还曾被冠以"白色瘟疫"之名,被认为是不治之症。

从古至今的斗争

自古以来,民间出现了无数治疗结核病的偏方。现在看来,这些偏方甚至有点儿荒唐,其中又以鲁迅先生笔下治疗肺痨的血淋淋的人血馒头尤其让人触目惊心。实际上,18世纪以前,人类在与结核病的斗争中一直是失败的,因为人类一直没有正确认识结核病。公元前的古希腊医学家希波克拉底认为结核病是最常见的致死性疾病,并警告医者远离晚期结核病患者。

1546年,一位意大利医生提出现代传染病理论,认为结核病是由肉眼看不到的微粒引起的。到了17世纪,医生通过对尸体的解剖,认识了结核结节。1720年,一位英国医生推测结核病是由一种微小生物引起的,认为与结核病患者接触后就会发生感染。1839年,一位德国医学教授将该疾病命名为"结核病"。1865年,一位法国军医证实了结核病能通过人传染给牛和兔子,并在兔子之间传播。直到1882年,德国医学家罗伯特·科赫通过显微镜发现了结核分枝杆菌,才认识到结核病的元凶是这小小的细菌。因为1882年3月

24日为宣布发现结核分枝杆菌的日子,所以每年的3月24日被定为"世界防治结核病日"。

发现了结核分枝杆菌,即吹响了向结核病进攻的号角。1921年,法国科学家卡尔梅特和介朗成功试制出预防结核病的卡介苗,使人类看到了一丝胜利的曙光。但第一种战胜结核病的武器——链霉素则出现在1943年。1945年,美国生物学家瓦克斯曼与梅奥诊所的医生合作,用链霉素治疗结核病并取得成功。后来,由于异烟肼、利福平等药物的相继问世,以及20世纪70年代提出的短程化疗的成功,结核病曾一度得到有效控制。

新形势下的新问题

20世纪后期,由于人口流动、贫困人口增加、艾滋病传播等因素,结核病再次成为一个严重的世界性问题。世界卫生组织(WHO)于1993年宣布全球处于结核病紧急状态,于1998年再次提出:遏制结核病行动刻不容缓。实际上,全世界有近1/3的人(约20亿人)感染过结核分枝杆菌,80%的结核病感染者集中在印度、中国、南非、俄罗斯、秘鲁等22个国家。

2020年发布的全球结核病报告显示,在全球8个结核病高负担国家中,中国排第三。2020年发布的研究报告显示,我国15岁以上人群结核潜伏感染率为20.3%,估算约有2.5亿人曾感染结核分枝杆菌,我国每年新发的结核病患者为83.3万例,每年约有3万人死于结核病,因此我国结核病防控形势依然严峻。

特别要指出的是,抗结核药物作为抗生素,长期持续应用的话,会不可避免地出现耐药现象。随着近年来耐药结核病(对常用抗结核药物耐药)患者的增多,结核病的控制难度大大增加。目前,结核病的防治得到世界范围内的重视,世界卫生组织提出:到2035年终止结核病,将发病率降到十万分之十以内,到2050年最终消灭结核病。目标美好,但任重道远,为了达到这个目标,提高全民对结核病的认知势在必行。

结核病就在身边

很多结核病患者确诊后会有诸多疑问:"我怎么会得结核病?我一点儿症状也没有啊,既不咳嗽,也不发热。""结核病不是已经被消灭了吗?""怎么骨头也会得结核病?"……大家都听说过结核病,但往往没有深入了解过,对结核病既熟悉又陌生,甚至很可能由于记忆偏差,把结核病和麻风等濒于绝迹的疾病相混淆，所以对结核病有这么多疑问。

实际上，结核病就在我们身边，它并不遥远，但很容易被我们忽视。认识结核病，了解结核病，对自身以及整个社会的结核病控制非常重要。曾有一位患者痛心地说："建议医务人员联名请求卫生部门，禁止人们随地吐痰。"他在得结核病之后，了解到结核病的传播途径，意识到"禁止随地吐痰"的重要性。其实我们从小就被教导"不要随地吐痰"，但有多少人能真正意识到它的重要性呢？

因此，让民众正确认识结核病、提高全民对结核病的认知已成为结核病防治的当务之急。

除了毛发、指甲外，人体的其他部位都会感染结核分枝杆菌，从而导致发病。"解码结核病"系列丛书针对目前常见的结核病展开论述，共有《解码结核病　呼吸系统结核病》《解码结核病　消化系统结核病》《解码结核病　泌尿生殖系统结核病》《解码结核病　中枢神经系统、淋巴系统结核病》《解码结核病　骨结核病》5册。

本书主要介绍消化系统结核病，从消化系统结核病的常见临床表现着手，相对深入地解释了消化系统结核病的发病机制、常用的检查手段和意义，以及消化系统结核病的治疗方法，最后就消化系统结核病的预防、预后以及读者关心的问题进行了阐述或解答。

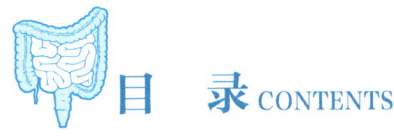
目 录 CONTENTS

第1章 认识消化系统结核病 1
第一节 结核病的元凶——结核分枝杆菌 4
第二节 肠结核 10
第三节 结核性腹膜炎 20
第四节 肝结核 26

第2章 消化系统结核病的相关检查手段 31
第一节 肠结核的相关检查手段 33
第二节 结核性腹膜炎的相关检查手段 49
第三节 肝结核的相关检查手段 57

第3章 消化系统结核病的诊断过程 61
第一节 肠结核的诊断 63
第二节 结核性腹膜炎的诊断 69
第三节 肝结核的诊断 72

第4章　消化系统结核病的治疗方法　75
第一节　药物治疗　77
第二节　治疗期间的检查　86
第三节　并发症的治疗　89
第四节　营养治疗　93
第五节　消化系统结核病的预后　96

第5章　消化系统结核病的日常生活指导　99
第一节　消化系统结核病患者的"衣"与"食"　101
第二节　消化系统结核病患者的"住"与"行"　104

第6章　结核病的预防　107
第一节　卡介苗接种　109
第二节　识别结核潜伏感染　111
第三节　结核潜伏感染的高危人群和重点人群　112
第四节　结核潜伏感染的预防性治疗　114
第五节　消化系统结核病的高危因素　117

附　录　消化系统结核病常见问题　119

第 1 章

认识消化系统结核病

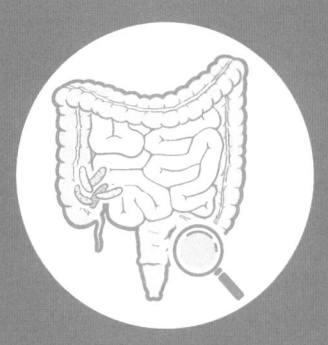

顾名思义，消化系统结核病是指发生在人体消化系统的结核病，简称消化系统结核。消化系统是人体八大系统之一，从口腔一直延续到肛门，主要由消化管和消化腺两大部分组成。消化管包括口腔、咽、食管、胃、小肠（包括十二指肠、空肠、回肠）和大肠（包括盲肠、阑尾、结肠、直肠、肛管）。消化腺包括小消化腺和大消化腺两种。小消化腺散在于各个消化管的管壁内，大消化腺是指肝脏、胰腺和三对唾液腺（包括腮腺、下颌下腺、舌下腺）。

消化系统主要负责食物的摄取、转运、消化（将食物分解成营养素）、吸收营养（吸收营养素进入血液），以及排泄废物（将食物中的未消化部分排出体外）。这些生理功能与人体健康息息相关，消化系统结核病的发生将严重影响上述生理功能，危害身体健康，影响生活质量。因此，充分了解消化系统结核病，可以加深对疾病的认识，做到知己知彼，从而更好地配合医生进行治疗。同时，了解结核分枝杆菌是如何传播及如何致病的，不仅可以帮助我们规范日常生活中的卫生习惯，对结核病的防治也有重大意义。

消化系统结核病中的肠结核主要经口感染，其他结核病如肝结核、结核性腹膜炎多在肺结核的基础上通过血液循环及淋巴循环播散感染。消化系统结核病中，以肠结核和结核性腹膜炎比较多见。统计显示，肺结核住院患者中并发结核性腹膜炎的比例高达1.59%,并发肠结核的比例为0.94%。肝结核在临床中偶见,而其他消化管及消化腺结核病十分罕见。因此,本书主要介绍肠结核、肝结核和结核性腹膜炎等常见的消化系统结核病,对消化系统其他罕见结核病不做赘述。

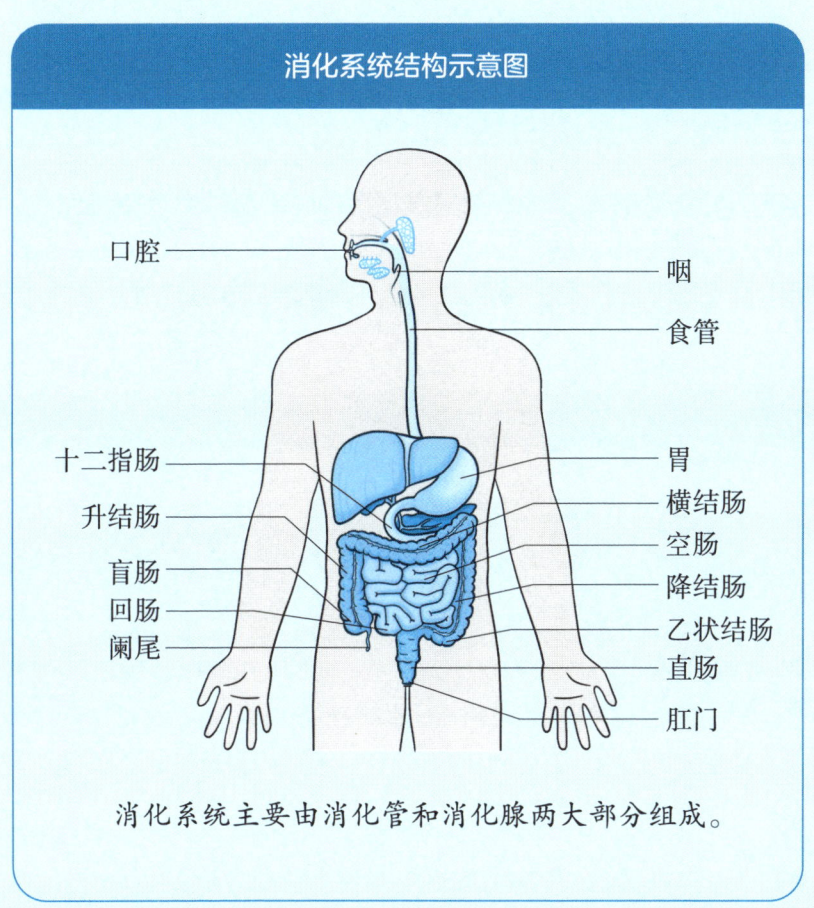

消化系统结构示意图

消化系统主要由消化管和消化腺两大部分组成。

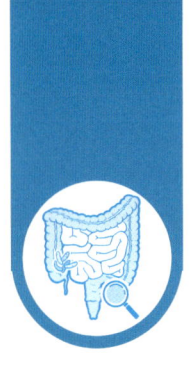

第一节 >>>
结核病的元凶——结核分枝杆菌

首先简单认识一下结核病的元凶——结核分枝杆菌。结核分枝杆菌,简称结核杆菌,在细菌分类学上属厚壁菌门裂殖菌纲放线菌目分枝杆菌科分枝杆菌属。

结核杆菌抗酸染色后的形态

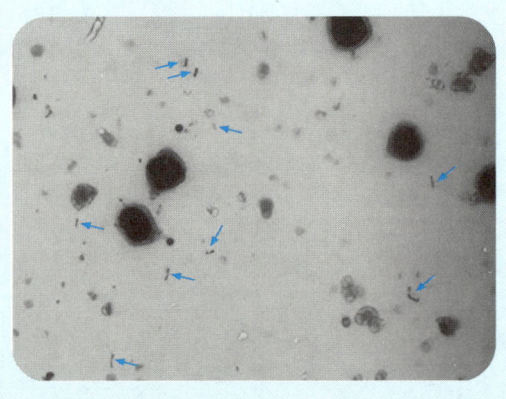

用抗酸染色法染色后,结核杆菌在光学显微镜下的典型形态是略弯曲的细长杆状。图中箭头指示的就是结核杆菌。

结核分枝杆菌可分为人型结核分枝杆菌、牛分枝杆菌、非洲分枝杆菌、田鼠分枝杆菌,其中引起人类结核病的主要为人型结核分枝杆菌。

结核杆菌的特点

我们先简要了解一下这个"元凶"的一些特点。大家一定要牢牢地记住这些知识点,所谓"知己知彼,百战不殆",只有了解结核杆菌的特点,才能更好地理解后面涉及的检查手段以及治疗方法,从而更好地理解医生的意图,并积极配合医生进行治疗。结核杆菌主要具有以下几个特点:

不易着色

结核杆菌细长,略弯曲,两端圆钝,分枝生长,染色时一般不易着色,但经过加温或者延长染色时间而着色后,又能抵抗强脱色剂盐酸酒精的脱色,故又称抗酸杆菌。临床上,当医生怀疑患者感染了结核杆菌时,首先会让患者做痰涂片抗酸染色(这项检查利用了结核杆菌的抗酸特性)。我们平时在痰涂片抗酸染色的检验单里看到的"1+""2+"是指在显微镜下观察到的结核杆菌的数量。"+"前的数字越大,说明显微镜下所观察到的结核杆菌越多,换句话说,就是患者的传染性越强。在这里要提醒一下,做痰涂片抗酸染色时未观察到结核杆菌并不代表患者没有传染性。若样本中结核杆菌数量相对较少,则做痰涂片抗酸染色时可能不易观察到结核杆菌。

生长缓慢

结核杆菌生长缓慢,培养4~6周后才能出现肉眼可见的菌落,所以培养检查报告一般要在2个月后出来。如果还要做药敏试验,则出报告的时间需要再往后延1个月,这给实际的临床工作带来了极大的不便。

抗干燥、寒冷、酸、碱,但不耐热

结核杆菌生长缓慢,但其抵抗力强,对干燥、寒冷、酸、碱有较强的抵抗力,在阴湿环境中也能存活数月之久。但它不耐热,经过焚烧即可被杀灭,且能在3分钟内被70%的酒精杀灭。另外,煮沸5分钟或用紫外线照射30分钟也能有效杀灭结核杆菌。

知道结核杆菌的这些特点,有助于我们开展临床及日常的消毒、隔离工作。焚烧、喷洒酒精、煮沸以及紫外线照射都是消毒灭菌的有效手段。

结核病传播的三要素

当谈到一种传染病的时候,首先会从传染源、传播途径、易感人群这三个方面对其进行大致介绍。这三个方面被称为传染病的三要素。消化系统结核病作为一种传染病,也有三要素。

传染源

消化系统结核病的传染源为肺结核患者及肠结核患者,尤其是痰涂片抗酸染色阳性、粪便涂片抗酸染色阳性的患者。肺外结核、肠外结核患者一般无传染性,因此在消化系统结核病的防治过程中,对肺结核患者、肠结核患者采取相应的隔离措施显得尤为重要。

传播途径

消化系统结核病的传播途径主要为经口感染。在患有开放性肺结核或喉结核的基础上,无意间吞下含结核杆菌的痰液,或者与开放性肺结核患者共餐,因忽视餐具消毒而感染。这是因为开放性肺结核患者在咳嗽、吐痰、打喷嚏、说话或大笑时会喷出温暖潮湿的液滴(飞沫),从而将结核杆菌播散到空气中、餐具上,甚至食物表面,共餐者因此感染。此外,肠结核患者可排出含有结核杆菌的大便,若排便后不仔细消毒,即不注意手卫生,则可造成餐具、食物污染而将结核杆菌传染给他人。

也有部分患者因食用了未经消毒的含有牛分枝杆菌的牛奶或乳制品而发生牛分枝杆菌感染,但这种现象现在非常少见。

易感人群

人群普遍易感,老年人、幼儿、免疫力低下者更容易感染结核杆菌。因此,提倡适当锻炼、均衡饮食、保证充足的睡眠,以增强抵抗力。这里要再次强调,为了家人以及周围其他人的健康,建议肺结核及肠结核患者规范佩戴口罩,不要随地吐痰,要合理处理痰液及大便,及时消毒。

消化系统结核病的共餐感染过程

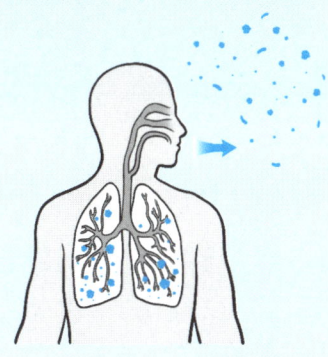

开放性肺结核患者通过喷射飞沫,将结核杆菌播散到空气中、餐桌上,甚至食物表面。

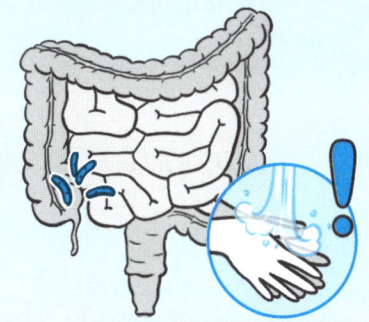

肠结核患者排便后,不注意手卫生,将结核杆菌传播到餐具、食物上。

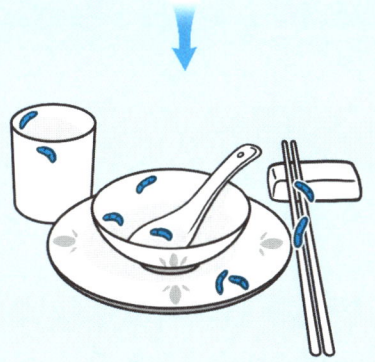

共餐者因此感染。

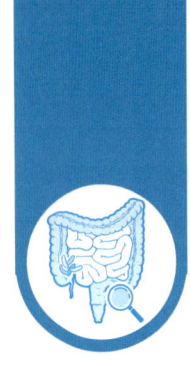

第二节 >>> 肠结核

肠结核是消化系统中较为常见的结核病,是由结核杆菌侵犯肠道引起的慢性特异性感染。绝大多数继发于肺结核,特别是开放性肺结核(痰涂片抗酸染色阳性、有传染性的肺结核),大约0.94%的肺结核患者可并发肠结核。

感染是如何发生的

结核杆菌感染肠道主要通过三种途径:经口感染、血行播散和直接蔓延。

经口感染

经口感染是肠结核最主要的感染途径。患者多患有开放性肺结核或喉结核,在此基础上经常无意间吞下含结核杆菌的痰液或唾液。结核杆菌为抗酸菌,对胃酸有着超强的抵抗力,而且具有一层厚厚的盔甲样外膜——起到自我保护作用,因此无法被胃酸所消灭,可顺利进入肠道,在肠道生长、繁殖，引起肠结核。此外，经常和开放性肺结核患者共餐，忽视餐具消毒也可被感染。这是因为开放性肺结核患者在咳嗽、吐痰、打喷嚏、说话或大笑时会喷出温暖潮湿的液滴（飞沫），从而将结核杆菌播散到空气中、餐具上，甚至食物表面，共餐者因此感染结核杆菌。90%以上的肠结核是由人型结核分枝杆菌引起的，也有少数患者因食用了未经消毒的含有牛分枝杆菌的牛奶或乳制品而发生牛分枝杆菌肠结核。

值得关注的是，由于儿童免疫力较低，容易发生严重的肺结核和肺外结核。在原发感染后4～6周，儿童多发生特异性免疫反应。大多数儿童的免疫反应能抑制结核杆菌进一步生长、繁殖，使结核杆菌成为潜伏菌。但是当儿童的免疫反应不够强，无法抑制结核杆菌的生长、繁殖时，这些儿童就会发生结核病。因此，有肺结核或肠结核患者的家庭，一定要重视餐具及生活用品的消毒，及时让儿童完成卡介苗接种。卡介苗是一种牛分枝杆菌减毒活疫苗。接种卡介苗可使儿童对结核杆菌产生抵抗力及一定程度的免疫力，从而有效预防严重结核病的发生。

血行播散

如果人体在抵抗力低下时不幸感染结核杆菌，结核杆菌就非常容易侵入血液，并随着血液的流动而播散到全身，从而引起包括肠结核在内的全身多器官结核病。

直接蔓延

与肠道邻近的器官有盆腔、腹膜和肠系膜淋巴结等,如果这些邻近器官存在结核感染,由于位置毗邻,结核杆菌可以直接蔓延至肠道,引起肠结核。

当然,不是所有接触过结核杆菌的人都一定会患结核病。结核病的发生是人体和结核杆菌相互博弈的结果,通过上述途径感染结核杆菌仅是致病的条件。吞下含有结核杆菌的痰液后是否会发展为肠结核,主要与痰液中结核杆菌数量的多少、肠黏膜和结核杆菌接触时间的长短,以及个体免疫力强弱有关。

一般情况下,机体能够依靠自身免疫力降低结核杆菌的活跃性和增殖速度。只有当免疫力低下、肠道功能紊乱造成局部抵抗力减弱时,机体才会发病。

婴幼儿、老年人、过度劳累者、孕妇、产妇、营养不良者、长期使用免疫抑制剂者及其他免疫功能受损者(如艾滋病患者、器官移植术后患者、硅肺患者、糖尿病患者等)都是结核病的易感人群。

肠结核的三种主要感染途径

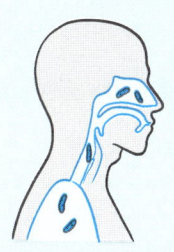

开放性肺结核或喉结核患者无意间吞下含结核杆菌的痰液或唾液。

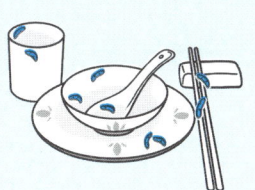

经常与开放性肺结核患者共餐。

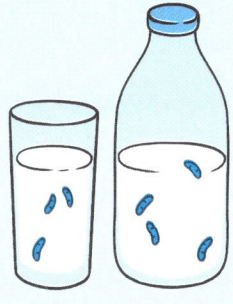

食用含牛分枝杆菌的牛奶或乳制品。

❶ 经口感染

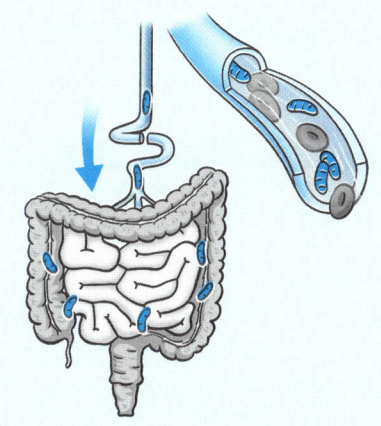

结核杆菌侵入血液，随血液流动播散到全身，从而引发肠结核。

❷ 血行播散

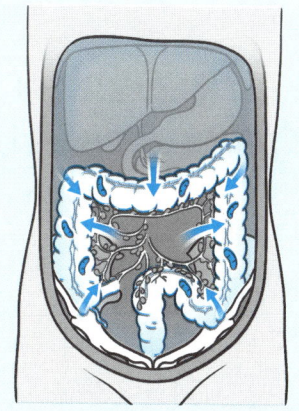

与肠道邻近的器官如盆腔、腹膜、肠系膜淋巴结存在结核感染，结核杆菌直接蔓延到肠道，引起肠结核。

❸ 直接蔓延

结核杆菌是如何致病的

结核杆菌被食物包裹随胃肠蠕动向前移动。在胃肠道研磨及各种消化酶的作用下，待到达肠道时，含有结核杆菌的食物已被消化成食糜，这使得结核杆菌有较大机会直接接触肠黏膜。人体的肠道分为小肠和大肠，在两者的连接处有一个类似阀门的结构，称为回盲部。发挥阀门作用的主要是回盲瓣，回盲瓣是由增厚的环形肌形成的上下两片半月形皱襞。这个"阀门"有两项功能，一是防止小肠内的食糜进入大肠过快，二是防止大肠内的食糜、粪便倒流入小肠。因此，在这个"阀门"处（回盲部），食糜停留时间最长，结核杆菌与肠黏膜接触时间最长，这会极大提高感染概率。同时，结核杆菌易侵犯淋巴组织，而回盲部有丰富的淋巴组织，对结核杆菌的易感性极强。因此，回盲部成为肠结核的最好发部位。

结核杆菌感染肠道后，对肠道的损害程度由结核杆菌数量的多少、毒力的强弱及人体对结核杆菌的免疫力与过敏反应的情况而定。感染的结核杆菌数量多、毒力强，会导致肠道处于炎症状态，血管通透性增高，血管内成分通过血管壁到达血管外，所以病变往往以充血、水肿、渗出为主。随着结

肠结核好发于回盲部

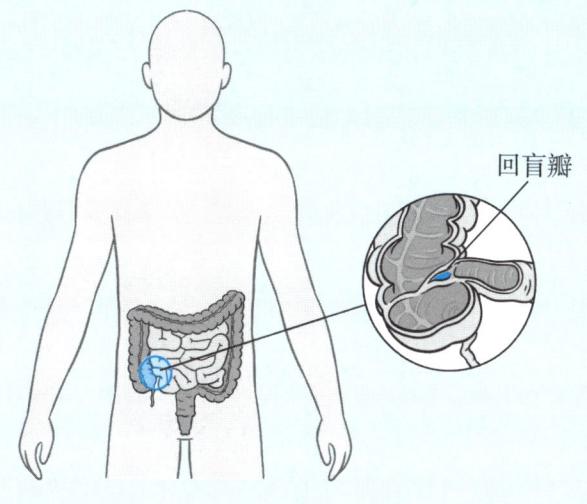

回盲部是大肠与小肠的连接处,是多种肠道病变的好发部位,原因有二:一是含结核杆菌的食糜在此处停留时间长,二是此处有丰富的淋巴组织。

核杆菌越来越多,肠道细胞逐渐出现变性坏死。因病灶中脂质较多,坏死区呈黄色,形状类似干酪,故称为干酪样坏死。随着坏死组织的增多、面积的增大,肠道溃疡逐渐形成,此时的肠结核称为溃疡型肠结核。

在看似顺利的结核杆菌侵袭过程中,人体的免疫卫士——淋巴组织一直在发挥抵御敌人的作用,阻止结核杆菌的生长、繁殖。肠相关淋巴组织遍布整个肠道,是人体内最大的淋巴组织,覆盖面积为260～300平方米。这些淋巴组织储存着免疫细胞,以攻击和抵御病原微生物。因此,当机体免疫状况良好时,感染程度较轻,病灶炎症迅速吸收,肠道组织自我修复很快,表现为新鲜肉芽组织增生,结核结节形成,并进一步纤维化,此时肠结核称为增殖型肠结核。兼有溃疡和增殖病变者称为混合型肠结核(表1-1)。

表1-1 肠结核的病理类型

病理类型	病理病变
溃疡型肠结核	以溃疡为主
增殖型肠结核	以肉芽组织增生为主
混合型肠结核	溃疡和增殖病变同时出现

肠结核常见的临床表现

结核病的表现多样,与发病者的身体状况、所感染结核杆菌的毒力、病灶的范围及性质相关。可表现为由结核杆菌毒素引起的全身不适症状,如发热、盗汗、倦怠等,也可表现为由结核杆菌在人体局部引起的一系列症状。肠结核由于起病缓慢,早期症状可不明显,或因伴有活动性肺结核而导致肠结核的临床表现被掩盖。

全身症状

肠结核继发于肺结核,所以会出现一些类似肺结核的全身症状。如午后低热或不规则发热、盗汗、乏力,这是因为结核杆菌生长、繁殖旺盛,会释放出大量毒素。清晨,人体基础代谢率低,被人体吸收的毒素较少,而午后,人体代谢能力增强,被人体吸收的毒素就会增加,因此结核病患者的发热多从午后或傍晚开始。如果病情急剧发展,则患者可出现长时间高热,可伴有畏寒,但很少会发生寒战。此外,肠结核患者因病变直接影响肠道的消化和吸收功能,往往会有消瘦、贫血等特殊症状。

腹痛

腹痛为肠结核最常见的症状,80%～90%的肠结核患者有慢性腹痛。疼痛位置与肠结核的发病部位密切相关。肠结核的最好发部位是位于右下腹的回盲部,因此肠结核患者的疼痛部位多在右下腹。少数为肚脐周围痛或全腹痛。一般为隐痛,程度不剧,因此早期经常被忽视。随着病情的发展,当出现肠梗阻或肠道急性穿孔时,可出现腹痛加剧。另外,进餐也可诱发或加重腹痛。这与进餐引起胃结肠反射(指进食后胃充盈反射性地引起结肠运动增加的现象),使肠蠕动增加,或肠内容物通过炎症、狭窄肠段引起病变部位发生肠痉挛有关。而排便后腹痛可有不同程度的缓解。

腹泻或便秘

肠结核患者之所以出现腹泻,是因为在结核杆菌的作用下,肠内存在慢性炎症,并逐渐发展形成肠道溃疡,导致肠道吸收不良。同时,在炎症及溃疡的刺激下,机体出于自我保护,为尽快排出肠道内的有害分泌物,会使肠蠕动加快,从而导致排空过快,最终引起腹泻。粪便呈稀水样或糊状,排便次数因病变严重程度和范围不同而异,通常一天2~4次,情况严重时甚至可能会达到一天十几次。常有黏液,一般无脓血,无里急后重(一种临床表现,表现为下腹部不适,很想解大便,但又无法一泄为快)。

便秘是肠结核的另一种表现,这是由于在人体与结核杆菌斗争的过程中,免疫细胞(淋巴细胞)前仆后继,将结核杆菌团团包裹,形成大量被称为结核肉芽肿的团块,从而导致肠腔堵塞、狭窄。同时,在肠道黏膜不断自我修复的过程中,形成许多增生性瘢痕(由纤维组织过度增生引起),使局部肠壁增厚、僵硬,肠蠕动减慢,最终导致便秘。患者有时也会有腹泻和便秘交替出现的症状，这是肠道功能紊乱的一种表现。

腹部肿块

主要发生于增殖型肠结核患者。肿块多见于右下腹，质地中等，位置相对固定，表面不平整，伴轻度或中度压痛。

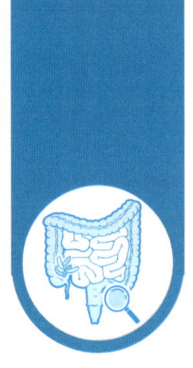

第三节 >>>
结核性腹膜炎

结核性腹膜炎即腹膜结核,是由结核杆菌引起的腹膜慢性弥漫性炎症。腹膜是一层膜状组织,附在盆腔内面,以及腹腔和盆腔器官表面,分为两层。贴附于腹壁和盆壁内面的部分称为壁腹膜,覆盖在腹腔和盆腔器官表面的部分称为脏腹膜。壁腹膜、脏腹膜互相延续,两层之间的间隙称为腹膜腔。腹膜腔内含少量浆液——起润滑作用,以减少器官之间的摩擦阻力。

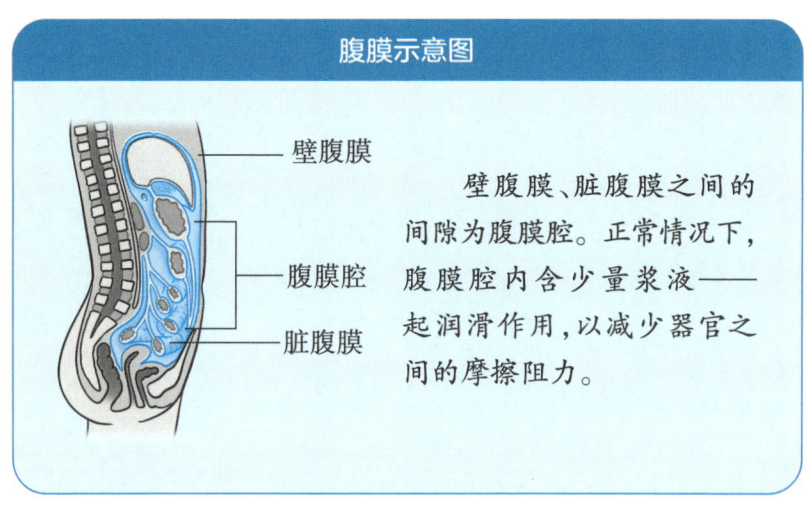

腹膜示意图

壁腹膜、脏腹膜之间的间隙为腹膜腔。正常情况下,腹膜腔内含少量浆液——起润滑作用,以减少器官之间的摩擦阻力。

结核性腹膜炎是如何发生的

结核性腹膜炎大多由腹腔内结核病直接蔓延而来,如肠结核、肠系膜淋巴结核、输卵管结核等,均可为结核性腹膜炎的直接原发病灶。结核杆菌亦可通过淋巴管、血行播散至腹膜。结核性腹膜炎患者以中青年多见,女性略多于男性,其发病比例为(1.2~2):1。女性多于男性可能是由于女性的腹膜腔通过输卵管、子宫与外界相通,盆腔结核容易引发逆行感染。

正常情况下,腹膜腔内液体的产生和吸收处于动态平衡状态。机体内的结核杆菌可通过直接蔓延、血行播散或淋巴管播散三种途径侵犯腹膜,并在腹膜上形成病灶,造成腹膜炎症,此时机体会派出一系列免疫细胞和免疫活性物质以对抗结核杆菌。

两军交战,必有伤亡。免疫系统在抑制结核杆菌生长、繁殖的同时,也会对腹膜本身的结构和功能造成影响,具体表现为腹膜通透性增高、腹膜腔内产生的液体多于吸收的液体。若出现结核性腹腔积液,患者会出现腹痛、腹胀、恶心、呕吐、发热等症状。

结核性腹膜炎的分型

根据病理解剖特征,可将结核性腹膜炎分为三种类型,即渗出型、粘连型和干酪型。

渗出型

渗出型腹膜充血、水肿,表面覆有纤维蛋白渗出物,可伴黄(灰)白色细小及融合的结节。腹腔积液(即腹水)呈草黄色或淡血性,量在中等以下。

粘连型

粘连型常在渗出型腹腔积液吸收以后出现。大量纤维组织增生和蛋白沉积,使腹膜、肠系膜明显增厚。肠袢相互粘连,可导致肠梗阻。此型患者腹腔内仅有少量渗出液或无渗出液。

干酪型

干酪型多由渗出型或粘连型演变而来,可兼具上述两型的病理特点,常伴有并发症。以干酪样坏死病变为主,坏死的肠系膜淋巴结参与其中,形成结核性脓肿。

结核性腹膜炎的临床表现

结核性腹膜炎患者的临床表现差别较大,发病情况缓急不一,起病症状轻重不等。大多数患者起病缓慢,部分患者数月后才发现,症状较轻。一般常见症状有发热、盗汗、乏力、消瘦、纳差、腹痛、腹泻、腹胀等症状。少数患者发病较急,以急性高热、腹胀、腹痛较剧烈为主要表现,可被误诊为多种危重的外科病如阑尾炎、肠穿孔等而行急诊手术。也有少数患者起病隐袭或无明显症状。

发热

结核性腹膜炎初期常有发热,以低热或中度发热多见。少数重症患者如干酪型患者常出现高热,体温可达39~40℃,往往伴有盗汗、消瘦、乏力、食欲减退等。

腹胀

腹胀为结核性腹膜炎的常见症状。特别是在出现中等量以上腹腔积液时,腹胀非常明显,但有时在腹腔积液出现之前患者已有腹胀症状。不少无腹腔积液患者也可出现明显腹胀,这是由肠管胀气造成的。

腹痛

腹痛是结核性腹膜炎的主要症状。腹膜上有慢性炎症,炎症会持续刺激腹膜神经。慢性炎症导致的疼痛程度一般不重,因此结核性腹膜炎的腹痛是持续性隐痛。起病缓慢者腹痛常固定在某一部位,而急性发病者常表现为全腹痛。渗出型早期腹痛较轻,随后发展为持续性隐痛或钝痛,也有阵发性腹痛,疼痛部位多在脐周或右下腹,并伴有腹胀、腹泻或便秘。粘连型腹痛常因不同程度的肠梗阻,多表现为阵发性腹痛,甚至严重的绞痛。腹腔内结核性干酪样坏死破溃引起的急性腹膜炎腹痛剧烈。

腹泻和便秘

结核性腹膜炎患者常出现腹泻,大便次数增多,大便不成形,这是由肠道功能紊乱引起的。部分患者有便秘和腹泻交替出现的表现。

腹腔积液

正常腹腔中一般存在少量液体——起润滑肠道、促进肠蠕动的作用,一般少于 200 ml。当某些疾病造成腹腔内液体量异常,增加至 200 ml 以上时,即为腹腔积液。约 70% 的结核性腹膜炎患者有腹腔积液,腹腔积液少时不易被发现。若腹腔内存在大量液体,仰卧位时液体因重力作用下沉于腹腔两侧,导致腹部向两侧膨出,外形宽而扁,似青蛙的腹部(称为蛙腹)。腹腔积液增加迅速,可导致尖状腹(脐部突出)。正常腹部因肠管位于其中,当用手叩击时出现鼓音;当腹腔内有中等量以上积液时,因重力作用,液体多积于腹腔低处,于此处叩诊可出现浊音。医生会让患者变换体位进行叩诊,此时浊音会随体位变换而变化,这种随体位变换而变化的浊音叫移动性浊音。移动性浊音的出现表明腹腔积液量较多,达1000 ml以上。

腹部包块

约有1/4的结核性腹膜炎患者可出现腹部包块。腹部包块可出现在不同部位,多见于脐周、右下腹,由腹腔内容物缠绕而成,或由腹腔积液被包裹所致。

消化道其他症状

其他症状包括恶心、呕吐、食欲减退等。结核性腹膜炎可引起反射性呕吐,不同程度的肠梗阻也可引起呕吐。

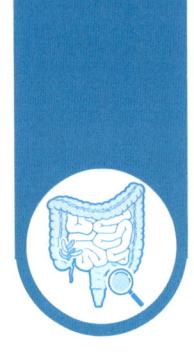

第四节
肝结核

肝结核是由结核杆菌定植于肝脏组织引起的疾病,患者以青壮年居多,男、女患者之比约1∶1.2。根据是否伴有肝外结核,可分为原发性肝结核和继发性肝结核两种。原发性肝结核非常罕见,在结核病中仅占1%左右;超过95%的肝结核患者合并肝外结核,包括肺结核、结核性脑膜炎和肠结核等。严格来说,原发性肝结核也是继发性肝结核,只不过因肝外原发病灶较小、已痊愈或非常隐匿而未被发现,大约只有35%的患者能查到原发病灶。肝结核在临床上少见,且发病隐匿,通常表现为局部的症状和体征,没有特异性临床表现和影像学表现。这导致肝结核的诊断十分困难,且它易与肝脏肿瘤、肝脓肿等相混淆。因此,提高对该病的认识,有利于早期就诊、早期发现、早期治疗。

肝结核是如何发生的

肝结核的感染途径多为血行(经肝动脉或门静脉)播散,

少数可经淋巴系统或邻近病灶直接蔓延而来。多数肝结核是全身粟粒型结核的一部分,称为继发性肝结核。当其他部位的结核病发展到一定程度时,结核杆菌会进入血液,继而血行播散到其他器官。肝脏因血运和淋巴丰富,是全身血行播散性结核病最容易侵犯的部位。一般来说,进入人体的结核杆菌会到达肝脏,但肝脏具有极强的再生修复能力,并且具有功能强大的单核巨噬细胞系统(人体的防御卫士),因此并不是所有侵入肝脏的结核杆菌都能导致结核病灶的形成。

只有当机体免疫力低下或大量结核杆菌侵入肝脏或肝脏本身存在某些病变,如出现脂肪肝、肝纤维化、肝硬化或药物损伤时,才较容易发生肝结核。结核杆菌可破坏肝细胞,导致肝细胞损伤及肝功能不全等临床表现。

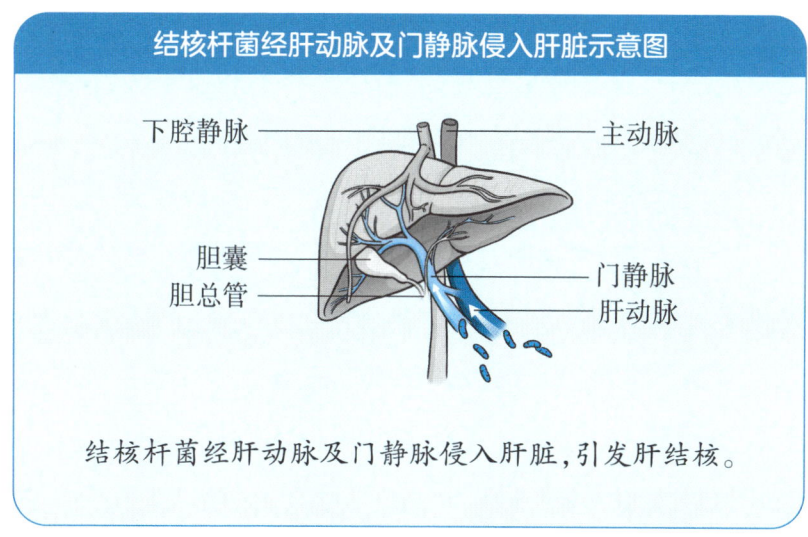

结核杆菌经肝动脉及门静脉侵入肝脏,引发肝结核。

肝结核的临床表现

肝结核的临床表现很不典型，不同患者差别很大。大多数肝结核患者起病隐袭，往往是在体检或因其他疾病进行B超检查、CT检查等影像学检查时发现，而此时，肝外结核的原发病灶往往已自愈，不留痕迹，患者可无任何症状。而有症状的患者中，多数可发现尚未吸收的肝外结核原发病灶。因此，肝结核的主要临床表现包括结核病的全身症状及肝结核的局部表现。

结核病的全身症状

长期发热 有该表现的患者占80%左右。发热多在午后出现，呈现低热或反复高热，有时伴畏寒和盗汗（以入睡后汗出异常，醒后汗泄即止为特征的一种病征）。

乏力与消瘦 有该表现的患者占30%左右。

食欲不振，伴腹胀、腹痛、腹泻、恶心与呕吐 有该表现的患者占70%以上。

贫血 有该表现的患者占80%左右。多为轻度或中度贫血。

肝结核的局部表现

肝区疼痛不适 有该表现的患者占70%以上。

肝大 肝大是肝结核的主要体征,有触痛。有该表现的患者占85%左右。结核杆菌入侵肝脏后,由于肝脏具有功能强大的单核巨噬细胞系统(人体的防御卫士)及极强的再生修复能力,在与结核杆菌搏斗过程中,免疫细胞包裹结核杆菌形成大量的肝脏结核肉芽肿,同时肝细胞损伤及损伤后修复不断发生,肝细胞不断代偿性增生,最终导致肝大。

脾大 有该表现的患者占40%左右,半数有触痛。这是由于机体受到结核杆菌的感染后,应激性地激发免疫系统,使脾脏产生大量细胞以抵抗病原菌,在这种情况下脾脏出现增生、肿大。

黄疸 有该表现的患者占10%左右。肝脏负责胆红素代谢,当肝脏中出现结核病灶、肝功能减退时,胆红素代谢障碍,血清内胆红素浓度升高,从而导致黄疸。临床上表现为巩膜、黏膜、皮肤及其他组织呈黄色。

腹腔积液 该表现较少见,为渗出液。有该表现的患者不到10%。

值得强调的是,肝结核的临床表现缺乏特异性,因此肝结核的诊断非常困难。因不明原因发热的青壮年,伴有肝脏肿大、肝区或上腹部胀痛、肝功能损害、贫血时,应考虑患肝结核的可能性。凡患有结核病或有明确结核病史者,长期反复发热,且排除其他原因后,常有患肝结核的可能性。近半数肝结核患者可通过肝穿刺活检明确诊断,必要时可行剖腹探查,或早期应用抗结核药物进行试验性治疗。

第 2 章

消化系统结核病的相关检查手段

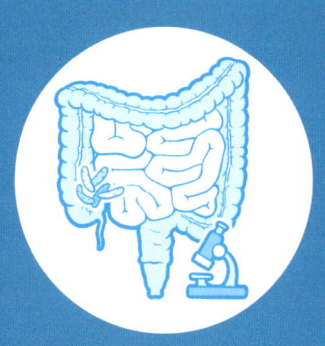

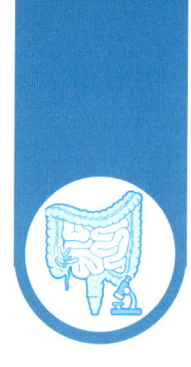

第一节 >>>
肠结核的相关检查手段

在这一节,我们将了解在肠结核的诊断过程中可能会用到的各种检查手段。患者在面临各种检查手段的时候,往往会困惑不解。在本节内容开始之前,要说明一点——肠结核是发生在肠道的结核病,因此这里涉及的有些检查手段也适用于其他结核病。另外,结核病的诊断是一个综合过程,绝不单单依靠某项具体的化验结果。医生需要在详细询问流行病史、进行体格检查的基础上,综合分析各项化验结果、检查结果后才能做出正确的诊断。所以,在临床上,医生往往会用多种手段对样本进行检测。

常规实验室检查

血常规检查

血常规检查是指通过观察血细胞的数量变化及形态分布,判断血液状况及疾病的检查。血常规检查项目包括红细胞计数、血红蛋白（Hb）水平、白细胞计数、白细胞分类计数及血小板计数等。那哪一项是我们诊断肠结核时需要关注的呢？答案是血红蛋白。血红蛋白能更好地反映贫血的程度。因此，通常依据血红蛋白水平将贫血按严重程度分为：极重度贫血，Hb＜30 g/L；重度贫血，Hb为30～59 g/L；中度贫血，Hb为60～90 g/L；轻度贫血，Hb在90 g/L与正常参考值的下限之间。由于结核病是消耗性疾病，肠结核患者的血常规检查结果通常提示轻中度贫血。

粪便常规检查

临床上，在粪便中找到结核杆菌的比例很低，这里做粪便常规检查主要是为了排除一些其他容易相混淆的疾病。比如，通过粪便常规检查，可以了解消化道中有无其他细菌、病毒及寄生虫感染，及早发现胃肠道病变。粪便常规检查包括查看粪便性状，检验粪便中有无红细胞、白细胞，细菌药敏试验，隐血试验（OB）以及查看有无虫卵等。正常粪便中无红细胞，但若患者肠道下段有炎症或出血，出现如痢疾、溃疡性结肠炎、结肠癌、结直肠息肉、急性血吸虫病等，患者的粪便中可出现红细胞。肠结核患者粪便常规检查结果不仅可以用来了解粪便的性状，同时也是和其他类似疾病相鉴别的重要依据。肠结核患者的粪便通常为黄色糊状便，其中可见白细胞或红细胞。

血沉

红细胞沉降率,简称血沉,是指红细胞在一定条件下沉降的速度。血沉加快主要表明患者体内出现了炎症反应。健康人的血沉在一个较窄的范围内波动。结核病患者由于结核感染,会出现炎症反应,导致血沉加快,这说明结核病处于活动期。血沉快慢常与病情轻重有关,而且可以用来监测治疗是否有效以及评估病情。

腹部影像学检查

腹部X线摄影

临床上多采用X线钡剂造影检查。根据上、下消化道检查部位,主要采用钡餐、钡灌肠或者两者相结合的方法。肠结核的好发部位在回盲部,该部位是上、下消化道的分界处。临床上多采用钡餐和钡灌肠相结合的方法。

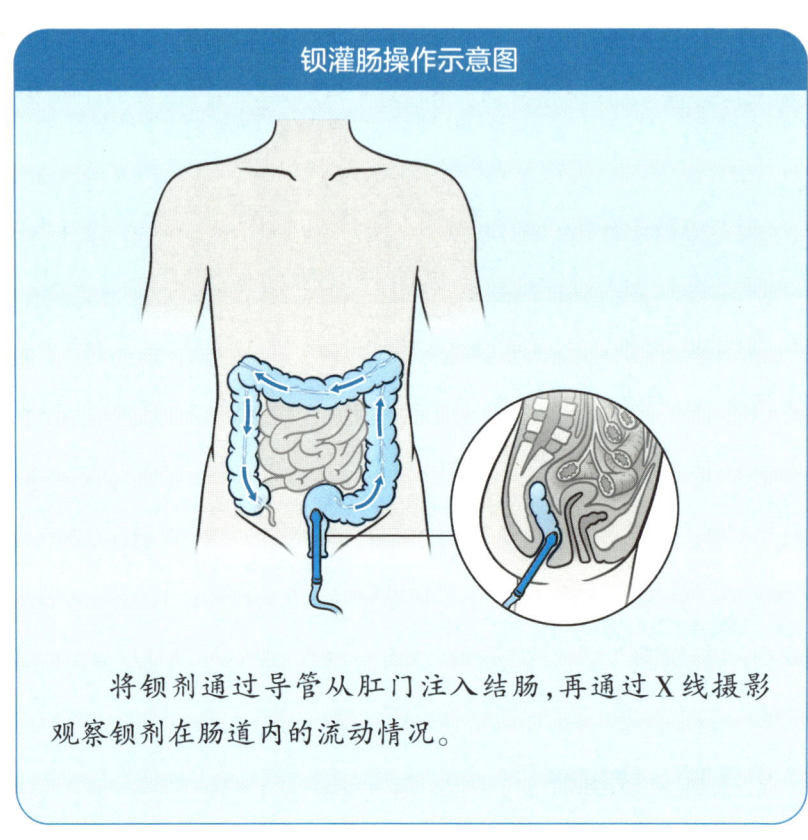

钡灌肠操作示意图

将钡剂通过导管从肛门注入结肠,再通过X线摄影观察钡剂在肠道内的流动情况。

在钡剂造影检查下,肠结核的特征性表现包括:

❶ 激惹征象:X线摄影结果表现为患病肠管痉挛收缩,黏膜皱襞紊乱。钡剂到达病变区时,不能正常停留,而迅速被驱向远侧肠管。这是溃疡型肠结核较为典型的表现。

❷ 回肠钡剂滞留:钡餐中的钡剂经口吞入后会沿着上消化道逐渐往下推进,当到达回肠末端(尤其是回盲瓣,此处

为肠结核好发部位)时,结核病灶会使肠壁增厚、肿胀、僵硬,从而影响肠蠕动。钡剂通过此处时受阻,造成滞留。另外,由于结核杆菌的侵蚀,可出现黏膜皱襞紊乱、边缘不规则、锯齿状改变。

❸ 肠腔缩窄。

❹ 钡剂充盈缺损:这是放射科的常用术语,即病变向肠腔内突出,形成肿块,导致局部钡剂不能充盈,在X线下观察如缺损一般。表现为黏膜皱襞紊乱,肠壁僵硬,结肠袋消失。

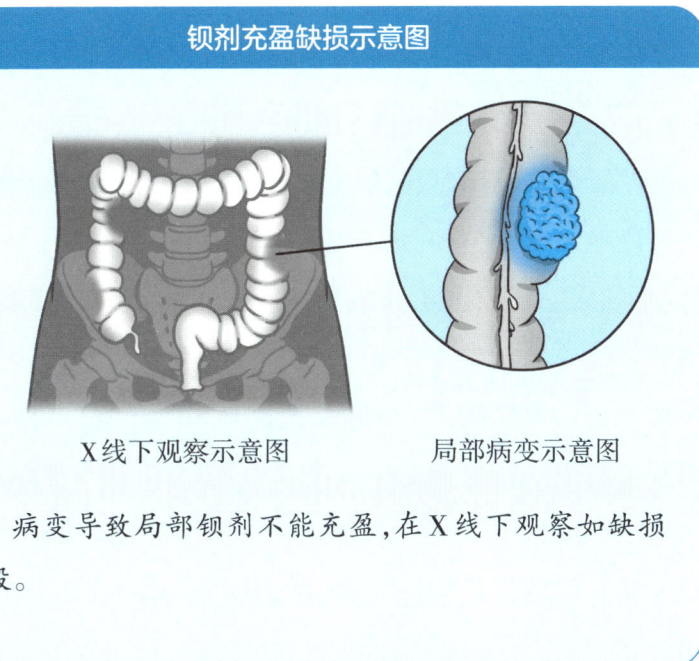

钡剂充盈缺损示意图

X线下观察示意图　　局部病变示意图

病变导致局部钡剂不能充盈,在X线下观察如缺损一般。

CT检查

这是现代一种较先进的医学影像学检查。CT检查一般包括平扫CT检查、增强CT检查。腹腔CT检查对于肠结核的诊断和病情评估有一定的意义,尤其对于增殖型肠结核,在CT检查下可见肠壁环形增厚,少数可见盲肠内侧偏心性增厚。

内镜检查

结肠镜检查

结肠镜是临床常用的一种电子内窥镜,结肠镜检查是目前诊断肠结核最主要、最直观的检查手段。通过一根带有摄像头的管子从肛门插入,逆行向上。可检查包括直肠、乙状结肠、降结肠、横结肠、升结肠和盲肠,以及与大肠相连的一小段小肠(回肠末端),可以清楚地发现肠道病变,同时还可对部分肠道病变进行治疗。

结肠镜检查对肠结核的诊断非常有用。在结肠镜下可以看到肠结核侵蚀部位,肠壁充血、水肿,特征性(沿肠壁)环形溃疡形成,且边缘多不规则,呈虫蚀状,可合并见多样化炎性息肉、肠壁增厚、肠腔狭窄。同时，结肠镜还可以用来对病变部位进行靶向活体组织检查，获取有助于诊断的病理组织。病理组织不仅可以用来做病理检查——干酪样肉芽肿为肠结核的确诊病理变化；还可以用来做涂片抗酸染色、结核杆菌培养和药敏试验以及包含DNA检测在内的基因检测等，这些均有助于诊断。此外，结肠镜检查还可以用于病情评估、治疗效果的随访。

随着结肠镜下治疗技术的发展，还可以对肠结核导致的并发症进行治疗。比如，肠结核引起的肠梗阻，可以借助结肠镜放置肠道金属支架以解除梗阻，使排便通畅。因此，结肠镜检查是肠结核患者必做的检查项目。

腹腔镜检查

腹腔镜检查是借助腹腔镜对腹腔进行检查与治疗的一种方法。腹腔镜检查对肠结核诊断意义很大：可以发现肠管的改变如狭窄、僵硬、缩短变形、粘连扭曲，同时也可见腹膜和肠系膜的改变。用腹腔镜进行活体组织检查时，可发现干酪样肉芽肿等结核病的病理变化。

腹腔镜检查操作示意图

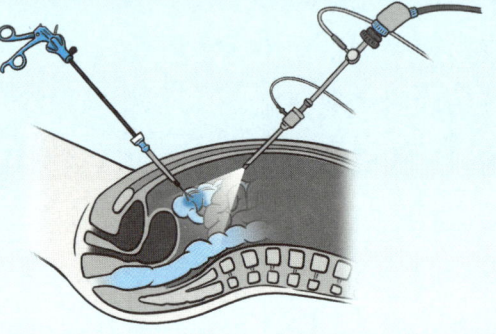

从脐部插入气腹针,充入二氧化碳气体,建立人工气腹。置入腹腔镜,腹腔镜上有光源和摄像头。

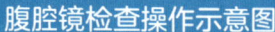结核杆菌病原学检查

所谓结核杆菌病原学检查,就是对疑似肠结核患者的粪便或组织进行化验,以寻找结核感染的依据。所以,这里有一个简单的逻辑需要大家提前知晓:如果在粪便或组织中发现了结核杆菌,那就能确定结核感染;即使没有发现结核杆菌,也不能排除结核感染,因为导致检查结果呈阴性的因素有很多,比如采样不合格、检测方法不够灵敏等。

拿到样本之后,接下来要做的就是化验样本中是否含有

结核杆菌。具体的化验方法包括以下三种：

涂片抗酸染色

分枝杆菌具有抗酸特性，一般的染色方法不易使其着色。但经过加温或者延长染色时间而着色后，它又能抵抗强脱色剂盐酸酒精的脱色，所以又称抗酸杆菌。当涂片中的分枝杆菌数量达到10^4个/ml时，检查结果呈阳性。但是，要着重指出的是，分枝杆菌种类较多，可分为结核分枝杆菌复合群、非结核分枝杆菌和麻风分枝杆菌三类。因此，若涂片抗酸染色结果呈阳性，只能说明分枝杆菌存在，但存在的是结核分枝杆菌还是非结核分枝杆菌则无法确定；即使结果呈阴性，也不能排除结核感染（表2-1）。连续检查3次以上可提高阳性检出率。

表2-1　涂片抗酸染色的意义

结果	意义
找到分枝杆菌	结核感染的可能性大，根据排菌量多少，结果表示为1＋～4＋
未找到分枝杆菌	此次检查未找到分枝杆菌，但不能排除结核感染

分离培养法

这是一种可以用来检测样本中是否有存活的结核杆菌的方法,其结果是目前结核病诊断的"金标准"。简单地说,就是将样本里的细菌用适合其生长的培养基培养一定时长。之后如果能在其中观察到结核杆菌生长,则说明存在结核感染。当每毫升样本中含有10~100个菌时,就可以得出阳性结果,此时药物敏感性明显增强。结核杆菌分离培养法是一种传统的结核杆菌培养方法,费用低。但是,因为结核杆菌是一类惰性细菌,生长速度很缓慢,所以大部分培养结果要在约4周后才出来。若培养了8周仍未见结核杆菌生长,则可判断结果呈阴性。

分离培养法有两种,一种是传统固体培养法,即上面描述的那种,另一种叫快速液体培养法,这种方法改进了培养基,缩短了检出时间,阳性样本检出时间平均为9天。若培养了42天仍未见结核杆菌生长,则可判断结果呈阴性。无论借助哪种培养方法,阳性结果都表示存在结核感染,阴性结果都不能用来排除结核感染(表2-2)。

表2-2 分离培养法的意义

结果	意义
见结核杆菌生长	存在结核感染
未见结核杆菌生长	不存在结核感染,或用该样本没有培养出结核杆菌,但不能排除结核感染

另外,一般在明确结核感染后,还需要进行药敏试验,其目的是保证药物治疗的有效性,指导医生选择合适的抗结核药物方案。

分子生物学方法

分子生物学方法可以用来检测样本中是否含有结核杆菌的遗传物质。只要在样本中检测到遗传物质,一般就代表该样本中含有结核杆菌。在临床上,常采用以下几种分子生物学方法。

结核杆菌核酸检测 结果呈阳性表示在该患者的临床样本中检测到了结核杆菌;结果呈阴性表示未检测到结核杆菌,但这并不完全意味着患者体内无结核杆菌。

结核杆菌耐药基因检测 如果患者所感染的结核杆菌发生基因突变,导致对一种或几种抗结核药物耐药,那这部分药物的治疗效果就会欠佳。因此,对于疑似结核病患者,在检测其体内结核杆菌的同时,还要检测结核杆菌相关耐药基因,以便根据检测结果"对症下药"。利福平是抗结核治疗方案中的关键药物之一,在初次疑诊结核病时就需要借助分子生物学方法来明确患者是否对利福平耐药。除此之外,根据病情需要,借助不同的分子生物学方法,还可以对异烟肼、氟喹诺酮类药物、链霉素,甚至二线抗结核药物进行耐药检测,从而帮助医生拟订个体化抗结核治疗方案。

分枝杆菌菌型鉴定 前面提到,分枝杆菌是一大类细菌的统称,包括结核分枝杆菌复合群、非结核分枝杆菌和麻风分枝杆菌,而非结核分枝杆菌又可以进一步细分为多种具有不同生长特性和致病力的细菌,因此对于不同的分枝杆菌菌型,在治疗方案的选择上有很大的差别。对于涂片抗酸染色结果呈阳性的患者,借助分子生物学方法比借助分离培养法能更加快速地鉴定出具体的菌型,并且明确是结核感染还是非结核分枝杆菌中某种细菌的感染。

细胞免疫学检查

结核菌素皮肤试验(TST)

这个试验主要通过观察患者对于结核菌素的反应程度

来判断机体结核感染情况,目前常用的是结核菌素纯蛋白衍生物(PPD)试验。PPD是由结核杆菌培养物经过加热灭活和过滤浓缩制得的一种物质。结核杆菌、结核菌素、结核疫苗(如卡介苗)等抗原进入机体后,能使机体的免疫T淋巴细胞致敏,并大量分化增殖。当已致敏的机体再次遭受抗原入侵时,致敏淋巴细胞就会与抗原结合,引起变态反应性炎症,表现在结核菌素注射部位就是形成硬结,甚至出现双圈、水疱、坏死。也就是说,结核感染者,或者注射过卡介苗的人,都有可能出现PPD试验阳性结果。

新型结核菌素皮肤试验(C-TST)

C-TST和TST一样,也是基于Ⅳ型迟发型变态反应的一种皮肤试验,可用来判定人体是否存在结核感染。C-TST又称重组结核杆菌融合蛋白(EC)试验。EC是由高效表达结核杆菌*CFP10-ESAT6*基因的大肠杆菌,经发酵、分离和纯化后制成的。卡介苗和大多数非结核分枝杆菌均不含ESAT-6与CFP-10蛋白,因此EC试验不受这两者影响,用于检测结核感染具有操作简单、灵敏度高、特异性强的特点。

TST与EC试验

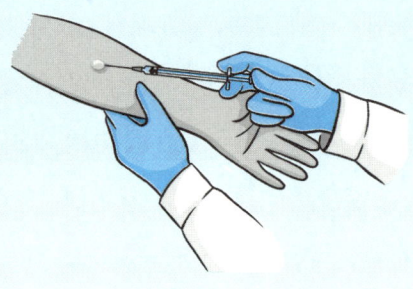

在临床上,TST与EC试验均采用皮内注射,即将结核菌素或EC注入左前臂掌侧,48~72小时后观察皮肤反应,根据有无硬结或红晕平均直径大小判断反应强度。

TST或EC试验结果呈阳性有助于诊断,结果与卡介苗接种史(主要指TST)、个体免疫力有关,即使结果呈阴性也不能排除结核感染(表2-3)。需要注意的是,若感染时间短,机体免疫及变态反应尚未形成,或患者有严重感染、使用免疫抑制剂、有免疫缺陷,则TST与EC试验的反应性可能会降低。

表2-3　TST与EC试验结果判定原则

TST	EC试验
❶ 有卡介苗接种史者,硬结直径大于10 mm视为结核感染。 ❷ 无卡介苗接种史者、人类免疫缺陷病毒(HIV)感染者、接受免疫抑制剂超过1个月者、与病原学检查结果呈阳性的肺结核患者有密切接触的5岁以下儿童,硬结直径大于5 mm视为结核感染	❶ 红晕或硬结的平均直径不小于5 mm视为阳性反应,以大者为标准。水疱、坏死、淋巴管炎等情况均视为强阳性反应。结果呈阳性即表明存在结核感染。 ❷ 红晕或硬结的平均直径小于5 mm视为阴性反应。结果呈阴性不能排除结核感染

γ干扰素释放试验(IGRA)

该试验主要用来检测疑似结核病患者体内是否有被结核杆菌抗原刺激而致敏的T细胞。结果呈阳性表示存在结核感染,但是不能用来确诊活动性结核病;结果呈阴性对排除结核感染及结核病有一定的帮助(表2-4)。

表2-4 IGRA的意义

结果	意义
阳性	存在结核感染,但不能用来确诊活动性结核病
阴性	对排除结核感染及结核病有一定的帮助

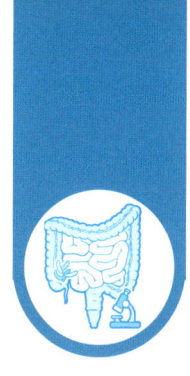

第二节 >>>
结核性腹膜炎的相关检查手段

对于腹腔积液患者来说,腹腔穿刺置管引流术、腹腔积液化验是明确诊断的重要手段。通过对腹腔积液进行涂片抗酸染色、培养,找到结核杆菌的概率较低。而用分子生物学方法,如腹腔积液结核杆菌核酸(DNA或RNA)检测和基因测序,有助于找到结核杆菌,协助诊断。此外,腹腔积液常规及腹腔积液生化指标也是诊断结核性腹膜炎的重要依据。

腹腔积液病原学检查

涂片抗酸染色

涂片抗酸染色的阳性检出率较低,约为5.9%。

分离培养法

分离培养法的阳性检出率偏低,约为25%。

分子生物学方法

腹腔积液结核杆菌核酸检测 52%~81%的结核性腹腔积液检测结果呈阳性。若结果呈阴性,则有90%以上的概率可排除结核感染。

基因测序等 它们具有灵敏度高、特异性强以及检测速度快等优点,是诊断结核性腹膜炎的重要方法。

腹腔积液常规检查及生化检查

腹腔积液常规检查及生化检查都要抽取腹腔积液并进行分析。通过这两种检查,医生可以分析腹腔积液的成分和性质,寻找形成原因,明确病因,对患者进行针对性治疗。

腹腔积液常规检查

结核性腹膜炎患者的腹腔积液多呈草黄色(表2-5),易凝固,少数可有血性腹腔积液。结合腹腔积液比重、细胞计数、总蛋白、腹腔积液蛋白/血清蛋白的值、腹腔积液乳酸脱氢酶/血清乳酸脱氢酶的值,可初步鉴别腹腔积液是渗出液还是漏出液。

表2-5 腹腔积液常规检查的相关项目及说明

项目	说明
颜色	一般结核性腹膜炎患者的腹腔积液呈淡黄色
透明度	一般结核性腹膜炎患者的腹腔积液呈透明或微浑浊
李凡他实验	结果呈阳性说明可能是渗出液,而结核性腹膜炎引起的腹腔积液为渗出液
白细胞计数	正常情况下,白细胞计数小于$100×10^6/L$;以淋巴细胞和间皮细胞为主,中性粒细胞不多。结核性腹膜炎患者的白细胞计数大于$500×10^6/L$,急性期以中性粒细胞为主,慢性期以淋巴细胞为主
淋巴细胞比例	
中性粒细胞比例	

这里有一个知识点,即我们常在化验单中看到的"渗出液"与"漏出液"。它们是根据体液成分的差异对胸腔积液、腹腔积液、心包积液等体腔内液体进行初步分类的结果。漏出液往往是由于血管内皮细胞之间的空隙增大,血浆及少许血细胞漏出来而形成的。而渗出液往往是炎症和肿瘤导致血管损伤较严重,血管内更多物质溢出来造成的。

根据分类方法,可以初步判定腹腔积液的病因:漏出液的常见病因包括充血性心力衰竭、肝硬化、肾病综合征、严重营养不良等,渗出液的常见病因包括细菌感染、肿瘤(如淋巴瘤、间皮瘤、肺癌等)。结核性腹腔积液为渗出液。所以,若在腹腔积液常规检查化验单上发现"渗出液"三个字,我们就要提高警惕,这是确诊结核性腹膜炎的一个重要依据。

生化检查

腺苷脱氨酶(ADA)检测 出现结核性腹膜炎时,机体的免疫系统为了对抗结核杆菌做出防御反应,表现为淋巴细胞明显增多,T淋巴细胞的一种重要的酶——腺苷脱氨酶也随之增多。在临床上,一般若腺苷脱氨酶>30 U/L,则提示结核性腹腔积液的可能性大(表2-6)。用ADA检测诊断结核性腹腔积液的总准确率为95.6%～99.2%。

乳酸脱氢酶(LDH)检测 乳酸脱氢酶主要来源于上皮细胞。腹膜感染结核杆菌后,炎症反应会导致上皮细胞破坏和增生同时进行,腹腔积液中存在脱落的细胞残渣,因此乳酸脱氢酶水平相对升高。若腹腔积液LDH/血清LDH>1,则提示结核性腹膜炎的可能性大。

表2-6 腹腔积液生化检查的相关项目及意义

项目	结果	意义
总蛋白	>25 g/L	可能是渗出液
腺苷脱氨酶	>30 U/L	结核性腹腔积液的可能性大
乳酸脱氢酶	>200 U/L	可能是渗出液

细胞免疫学检查

皮肤试验

皮肤试验包括TST与EC试验,将结核菌素或EC注入左前臂掌侧,48~72小时后观察皮肤反应,根据有无硬结或红晕平均直径大小判断反应强度。在结核性腹膜炎早期,有些患者的皮肤试验结果呈阴性。皮肤试验结果呈强阳性可作为临床诊断结核性腹膜炎的一项参考依据。最终检查结果与卡介苗接种史、个体免疫力有关(表2-7),由医生综合判断。

表2-7 TST与EC试验结果判定原则

TST	EC试验
❶ 有卡介苗接种史者,硬结直径大于10 mm视为结核感染。 ❷ 无卡介苗接种史者、HIV感染者、接受免疫抑制剂超过1个月者、与病原学检查结果呈阳性的肺结核患者有密切接触的5岁以下儿童,硬结直径大于5 mm视为结核感染	❶ 红晕或硬结的平均直径不小于5 mm视为阳性反应,以大者为标准。水疱、坏死、淋巴管炎等情况均视为强阳性反应。结果呈阳性即表明存在结核感染。 ❷ 红晕或硬结的平均直径小于5 mm视为阴性反应。结果呈阴性不能排除结核感染

γ干扰素释放试验(IGRA)

γ干扰素释放试验结果呈阳性表示存在结核感染,但是不能用来确诊活动性结核病;结果呈阴性对排除结核感染及结核病有一定的帮助(表2-8)。

表2-8 IGRA的意义

结果	意义
阳性	存在结核感染,但不能用来确诊活动性结核病
阴性	对排除结核感染及结核病有一定的帮助

影像学检查

腹部B超检查

腹部B超检查主要用于评估结核性腹膜炎患者腹腔积液存在与否及量的多少,同时亦可在B超定位下行腹腔穿刺术。

腹部X线摄影

做腹部X线摄影时不用引入任何造影剂,单纯使用X线拍摄腹部照片即可。在结核性腹膜炎患者X线腹部平片中,可见钙化影,提示存在钙化肠系膜淋巴结结核。通过钡灌肠可见结核性腹膜炎患者存在肠粘连。

腹部CT检查

对结核性腹膜炎患者进行腹部CT检查,除了可以看到大量腹腔积液征象,还可以看到肠管粘连,肠系膜改变,肠管、网膜局限性增厚,壁层腹膜平滑、增厚,腹腔淋巴结肿大等表现,但这些并非结核性腹膜炎患者特有的表现。

腹腔镜检查

腹腔镜检查是一种借助腹腔镜对腹腔进行检查与治疗的方法。腹腔镜检查有助于结核性腹膜炎的诊断,适用于诊断困难、有游离腹腔积液的患者,但腹膜广泛粘连者禁止进行该项检查。通过对结核性腹膜炎患者进行腹腔镜检查,可以直观看到腹膜、网膜及内脏表面有散在或集聚的灰白色结节,浆膜粗糙、失去正常光泽,可以对结节进行直视下病理活检。干酪样肉芽肿等结核病的病理变化是确诊结核性腹膜炎的最可靠依据。同时,可以借助腹腔镜进行手术治疗。

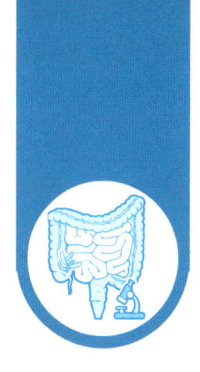

第三节 >>>
肝结核的相关检查手段

实验室检查

肝结核多由重症的血行播散性结核病继发而来,因此肝结核患者炎症反应往往强烈,甚至可出现结核性肝脓肿,引发较为严重的情况。

血常规检查

肝结核患者白细胞计数正常或偏低,少数肝结核患者可增高,甚至出现白细胞明显增多或者核左移的类白血病反应。80%以上的肝结核患者有贫血表现,血沉常加快。

肝功能检查

肝结核患者谷丙转氨酶、胆红素及碱性磷酸酶等指标升高,可出现白蛋白减少、球蛋白增加。

细胞免疫学检查

皮肤试验 皮肤试验包括TST与EC试验。将结核菌素或EC注入左前臂掌侧,48～72小时后观察皮肤反应,根据有无硬结或红晕平均直径大小判断反应强度。在肝结核早期,有些患者的皮肤试验结果呈阴性。皮肤试验结果呈强阳性可作为临床诊断肝结核的一项参考依据。但最终检查结果与卡介苗接种史、个体免疫力有关(表2-9),由医生综合判断。

表2-9　TST与EC试验结果判定原则

TST	EC试验
❶ 有卡介苗接种史者,硬结直径大于10 mm视为结核感染。 ❷ 无卡介苗接种史者、HIV感染者、接受免疫抑制剂超过1个月者、与病原学检查结果呈阳性的肺结核患者有密切接触的5岁以下儿童,硬结直径大于5 mm视为结核感染	❶ 红晕或硬结的平均直径不小于5 mm视为阳性反应,以大者为标准。水疱、坏死、淋巴管炎等情况均视为强阳性反应。结果呈阳性即表明存在结核感染。 ❷ 红晕或硬结的平均直径小于5 mm视为阴性反应。结果呈阴性不能排除结核感染

γ干扰素释放试验(IGRA) γ干扰素释放试验结果呈阳性表示存在结核感染,但不能用于确诊活动性结核病;结果呈阴性对排除结核感染及结核病有一定的帮助(表2-10)。

表2-10 IGRA的意义

结果	意义
阳性	存在结核感染,但不能用来确诊活动性结核病
阴性	对排除结核感染及结核病有一定的帮助

影像学检查

超声、CT、MRI检查

超声检查可作为发现病灶的筛选手段,为进一步定性可首选CT增强检查,再结合MRI检查可进一步提高病灶定性的准确性。在超声引导下,可进行穿刺活检术,取样本做病理检查、结核杆菌核酸(DNA或RNA)检测、基因测序等,从而有助于找到结核杆菌,协助诊断。肝结核的基本病理变化是肉芽肿,结核肉芽肿处于不同的病期,可表现为干酪样坏死、液化性坏死、纤维组织增生及钙化等。MRI检查结果可较准确地反映肝结核的病理变化过程和病灶病理成分,再结合 CT 检查结果的钙化特点,对病灶定性有较高价值。

X 线腹部平片

借助 X 线腹部平片,可能发现肝结核患者的肝内钙化灶。既往报道提示,48.7% 的肝结核患者有肝内钙化灶。

腹腔镜检查

借助腹腔镜检查,可发现肝结核患者肝表面有黄白色点状或片状病变,并可在直视下做病灶活体组织检查,以进行病理检查及细菌学检验等。

剖腹探查术

对于个别疑难病例,必要时可通过外科剖腹探查术获得明确的诊断。

第 3 章

消化系统结核病的诊断过程

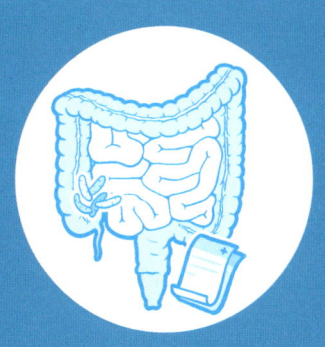

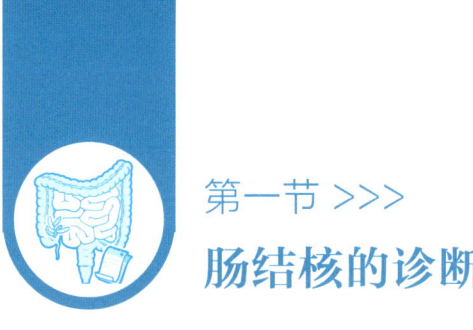

第一节 >>>
肠结核的诊断

肠结核的诊断是一个相对复杂的过程,因为肠结核的症状相对隐匿且不典型,很容易被患者忽视。需要综合临床表现、体征和X线片的典型改变,结合实验室检查及内镜病理分析等来做出诊断。

为什么做了很多检查,仍然不能明确肠结核的诊断

一般来说,肠结核多合并肺结核,但是有些患者可能症状轻微,甚至没有任何症状或体征。很多患者可能没有任何不适,这个时候,患者往往会忽视肠结核存在的可能,但医生在询问病史时不能遗漏。

当医生怀疑患者可能存在肠结核时,往往会要求患者做一系列检查,如通过痰涂片和粪便涂片抗酸染色、培养找结核杆菌,通过抽血查结核抗体,进行结核感染T细胞斑点试验、结核菌素皮肤试验(如PPD试验)等排除或者明确诊

断。这些检查的目的以及具体意义,我们已经在上一章节中进行了介绍。这里要提醒大家的是,在身体条件和经济条件允许的情况下,任何一位疑似肠结核的患者都应该尽可能地做更多相关检查,如肠镜检查,获取病理样本以找到尽可能多的组织学依据。医生考虑的疾病范围要比患者知道的大得多,所以不要抵触去做那些你认为"没有必要"的检查。另外,在进行诸多检查之后仍无法明确诊断的情况下,医生还会选择进行诊断性抗结核治疗来支持肠结核的诊断。

哪些情况会导致肠结核的诊断这么困难

肠结核往往表现为常见的腹痛、腹泻等症状,体征和影像学表现与许多肠道疾病相似。以下疾病也常常表现为这些症状,因此在进行肠结核诊断时有必要一一排除下面这些容易相混淆的疾病。

炎性肠病,包括溃疡性结肠炎、克罗恩病

溃疡性结肠炎 溃疡性结肠炎是一种病因尚不十分清楚的慢性非特异性炎症性病变,病变侵犯的深度比较浅,常局限于大肠黏膜及黏膜下层。最常累及的部位是乙状结肠

和直肠,当然也可延伸至降结肠,甚至全结肠。常常表现为慢性起病,病程长,容易反复发作。典型症状是腹痛、腹泻、排黏液血便,这与肠结核的临床表现非常相似,因此溃疡性结肠炎和肠结核是最容易混淆的两种疾病。但它们也有各自的特点,溃疡性结肠炎腹痛程度较轻,疼痛部位以脐周、右下腹为主。在X线和结肠镜下,溃疡性结肠炎患者的溃疡形态与肠结核患者的典型溃疡形态有区别,经验丰富的医生可以通过溃疡形态做出初步诊断。如溃疡性结肠炎患者的肠黏膜有连续性弥漫性炎症,可见充血、水肿和灶性出血;肠结核患者的溃疡常常表现为环形溃疡和瘢痕狭窄,好发部位以回盲部为主,病灶也可累及回肠末端及升结肠。

克罗恩病 克罗恩病是一种原因不明的肠道炎症性疾病,可发生在胃肠道的任何部位,但多发于末端回肠和右半结肠。本病临床表现为腹痛、腹泻、肠梗阻,伴有发热、营养障碍等肠外表现。病程多迁延,反复发作,不易根治。克罗恩病因临床表现及病理变化与肠结核十分相似,常被误诊,即使做活体组织检查也有误诊的可能,是会给临床医生造成鉴别困扰的主要疾病之一。肠结核和克罗恩病的主要区别见表3-1。

表3-1 肠结核和克罗恩病的主要区别

项目	肠结核	克罗恩病
并发症	常并发肺结核	一般无
不完全肠梗阻、肠瘘、器官脓肿	常见	更常见
病程	相对较短	长
抗结核治疗	有效	无效
X线摄影	见回盲部缩短	回盲部缩短少见
内镜检查	多见环形溃疡	多见纵形溃疡
活体组织检查	可见干酪样坏死性肉芽肿或结核杆菌	可见肉芽肿病变,无干酪样坏死及结核杆菌

结肠癌

结肠癌是发生于结肠的消化道恶性肿瘤,发病率占胃肠道肿瘤的第3位,好发于直肠与乙状结肠交界处,以40~50岁年龄组发病率最高。结肠癌以消瘦、贫血为主要症状,较少出现低热、盗汗等结核病的全身症状。另一突出表现就是腹部肿块。早期腹部肿块可以活动,无明显压痛,质地硬,表面不光滑,患者可发生肠梗阻。经X线造影检查可发现患者有充盈缺损,肠腔狭窄,黏膜破坏,病变累及范围较局限,回肠未受侵犯。通过结肠镜检查和外科探查术可以直观地观察病变外观,还可以在直视下进行病理活体组织检查。在显微镜下发现结肠癌细胞可以明确结肠癌的诊断。

肠恶性淋巴瘤

恶性淋巴瘤是原发于淋巴结或淋巴组织的一种恶性肿瘤。肠恶性淋巴瘤起病隐匿,早期缺乏特异性,常因诊治延误而预后不良。它的好发部位为淋巴组织较丰富的回肠末端和盲肠,其次为右半结肠,与肠结核好发部位类似,因此两者很容易混淆。肠恶性淋巴瘤一般恶化迅速,腹部包块出现较早,可有不明原因的发热以及潜在的淋巴结肿大和肝脾肿大,胸内淋巴结也可肿大。抗结核治疗无效。可以通过结肠镜活体组织检查确诊,但有时需借助剖腹探查术来明确诊断。

哪些情况需高度怀疑或者确诊肠结核

高度怀疑

如有下列情况,应高度怀疑肠结核:

❶ 慢性腹痛、腹泻、腹胀,或腹泻和便秘交替出现,脐周或右下腹疼痛,可触及包块、索状物,且伴有结核病的全身症状。

❷ 肺结核患者出现腹胀、腹部隐痛、腹泻,或腹泻和便秘交替等肠道症状。

❸ 不完全肠梗阻或肠梗阻、肠穿孔及类似阑尾炎的急腹症。

❹ 经X线摄影发现肠结核的典型病理变化。

确诊

通过内镜检查或病理活体组织检查,发现下列一项者可以确诊:

❶ 肠壁或肠系膜淋巴结内有干酪样坏死性肉芽肿。

❷ 在病变组织的病理切片上发现结核杆菌。

❸ 病变组织培养结核杆菌结果呈阳性。

❹ 从病变处取材,动物接种后出现结核病变。

此外,当高度怀疑患者患有肠结核,但诊断依据尚不充分时,可考虑采取诊断性治疗,若抗结核治疗(2～6周)有效,则可做出肠结核的明确诊断。

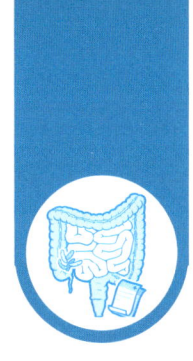

第二节 >>>
结核性腹膜炎的诊断

结核性腹膜炎的诊断级别分确诊和临床诊断两种。同样,医生也必须以腹腔积液或腹膜组织病原学(包括细菌学、分子生物学)检查为基础,结合患者流行病史、临床表现、腹部影像以及相关的辅助检查,排除一系列其他腹部疾病,综合分析后才能做出结核性腹膜炎的诊断。

需要区分确诊病例和临床诊断病例

在腹腔积液经离心后形成的沉渣或腹膜活检组织中找到结核杆菌或其核酸片段,可以作为结核性腹膜炎的确诊依据。但在实际情况中,这样的确诊病例少之又少,大部分病例是临床诊断病例。

大多数患者需要多次抽取腹腔积液,反复进行腹腔积液常规检查、生化检查,综合判断腹腔积液是不是渗出液、腺苷脱氨酶水平有没有明显升高。同时,结合血结核抗体、结核感染T细胞斑点试验、结核菌素皮肤试验(如PPD试验)等做出结核性腹膜炎的临床诊断还有一个前提,即先排除其他很多疾病。

需要与哪些疾病相鉴别

结核性腹膜炎需要与会引起漏出性腹腔积液、癌性腹腔积液、肾源性腹腔积液等的疾病相鉴别。

会引起漏出性腹腔积液的疾病

漏出性腹腔积液的常见病因分为肝源性(多数是肝硬化)、心源性、肾源性、营养缺乏性、乳糜性等,最常见的病因为肝硬化。肝硬化是临床上常见的慢性进行性肝病,是由一种或多种病因长期或反复作用形成的弥漫性肝损害,在我国多数为病毒性肝炎后肝硬化,少数为酒精性肝硬化和血吸虫肝硬化。早期由于肝脏代偿功能较强,患者可无明显症状,后期则以肝功能损害和门脉高压为主要表现,腹腔积液是失代偿期最为常见的并发症。

除了肝病本身的症状和体征外,肝硬化患者面部、颈部或胸部可出现蜘蛛痣,或有肝掌、腹壁静脉曲张、脾肿大等体征。肝硬化引起的腹腔积液为漏出液,结核杆菌培养结果呈阴性,而结核性腹膜炎引起的腹腔积液多为渗出液,两者在腹腔积液检验结果上有较大区别,因此还是相对容易鉴别的。

会引起癌性腹腔积液的疾病

癌性腹腔积液与结核性腹膜炎引起的腹腔积液更容易混淆。癌性腹腔积液是恶性的,最常见的会引起癌性腹腔积液的恶性肿瘤有腹膜转移性肉瘤、淋巴瘤、腹膜间皮瘤等。癌性腹腔积液通常为血性,可通过脱落细胞学、B超检查、CT检查、肿瘤标志物检查、腹腔镜检查等辅助检查鉴别诊断。

会引起肾源性腹腔积液的疾病

肾源性腹腔积液见于急、慢性肾炎,肾衰竭,系统性红斑狼疮等。肾源性腹腔积液是指由上述肾脏疾病引起的腹腔积液,常为漏出性。患者还可出现全身水肿、蛋白尿、血尿、低蛋白血症、高脂血症和高血压等。50%的系统性红斑狼疮患者可出现腹腔积液,不过该类疾病患者或有血清类风湿因子的异常发现,或有自身抗体指标异常,这些异常情况往往有助于鉴别诊断。

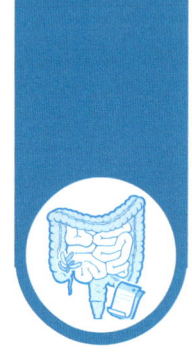

第三节 >>>
肝结核的诊断

肝结核较为少见,因缺乏特异性的症状和体征,故在临床上误诊率较高。多数肝结核是全身粟粒型结核的一部分,称为继发性肝结核,患者主要表现为由肝外肺、肠等部位的结核病引起的临床表现,一般不出现肝病的临床症状。经过针对肺结核、肠结核等的抗结核治疗,肝结核可随之治愈,故临床上很难做出肝结核的诊断。诊断主要依据病史、症状、辅助检查及诊断性抗结核治疗。

肝结核的诊断相对更困难,一般采用排除法,须先排除下列疾病。

肝癌

局限性肝结核瘤与肝癌有时难以鉴别,而粟粒型肝结核有时易与弥漫型肝癌相混淆,但后者病情严重,病程发展较快,甲胎蛋白(AFP)呈阳性。结合慢性肝病史等,一般可以将肝结核与肝癌鉴别开来。

阿米巴性或细菌性肝脓肿

肝结核形成脓肿后应与阿米巴性或细菌性肝脓肿相鉴别。细菌性肝脓肿多继发于胆道感染，全身中毒症状严重，有寒战、高热，而阿米巴性肝脓肿由寄生虫感染引起，多有脓血便史，脓肿一般比较大，脓液呈巧克力色，因此肝结核和阿米巴性或细菌性肝脓肿一般不难鉴别。

黄疸

患有黄疸的病例更为复杂，警惕不要将其误诊为病毒性肝炎、肝硬化、钩端螺旋体病、败血症等。尤其当患者有结核病史，或治疗无效而日渐恶化时，应警惕肝结核存在的可能并做相关检查。

恶性淋巴瘤、急性白血病、恶性网状细胞增生症

若出现肝脾肿大、高热、黄疸、贫血、恶病质，应与恶性淋巴瘤、急性白血病、恶性网状细胞增生症相鉴别，可进行骨髓象检查和淋巴结活检。

第 4 章

消化系统结核病的治疗方法

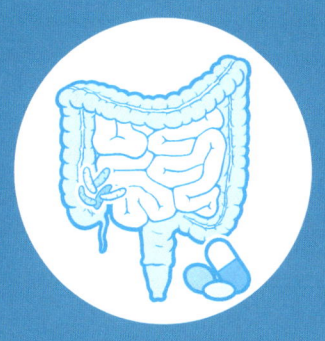

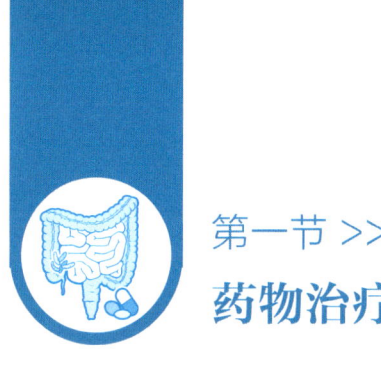

第一节 >>>
药物治疗

消化系统结核病的药物治疗原则是早期、联合、适量、规律、全程,直至遵医嘱停药。千万不要在治疗一段时间后因为症状有所缓解就自行减少药物、缩短疗程,或者想起来就吃药、忘记了就停药。任何不规范的用药行为都可能造成病情加重,影响消化系统的功能,导致治疗失败。若干年后出现消化系统结核病并发症的概率将明显增加,甚至会因细菌耐药而发展为耐药消化系统结核病,治疗难度加大,治疗周期延长,治疗费用增加,内科保守治疗效果还不甚理想,最终需要进行外科手术。

基本用药原则

结核杆菌具有顽强的生命力,善于伪装和逃避免疫监视。身体与之对抗时它可以变化为不同的形态,并在体内长期潜伏下来,最终可能会在未来某个时刻"卷土重来"。所以,杀灭结核杆菌需要联合使用不同作用机制的药物,以及比杀灭其他一般细菌都要漫长的疗程。

消化系统结核病的治疗分为强化期和巩固期两个治疗阶段,疗程需要1年甚至1年以上(由药物选择和病情恢复情况决定)。在强化期,联合药物种类多,结核杆菌被快速杀灭;进入巩固期后,治疗药物有所减少,以杀灭静止期的结核杆菌为主。

常用的抗结核药物

为了理解抗结核药物联合治疗结核病的重要性,我们先回顾一下结核杆菌的感染过程。结核杆菌进入机体后,机体中的巨噬细胞可以吞噬结核杆菌,但无法将其杀灭,巨噬细胞内的结核杆菌仍然会继续生长、繁殖。巨噬细胞破裂崩解后释放出来的结核杆菌会感染新的巨噬细胞,从而形成病灶。在庞大的结核杆菌群(如一个结核空洞中可含有1亿个以上的结核杆菌)中,大部分病菌是快速生长菌。一般来说,它们对抗结核药物,如异烟肼、利福平、链霉素等比较敏感,易被杀灭,因此不少结核病患者经过短期的规范治疗后,症状常明显好转甚至消失,痰中结核杆菌数量显著减少,甚至一时出现痰菌阴转。但其中还有一些代谢缓慢或间歇性代谢的病菌,它们可长期潜伏于巨噬细胞或闭合的干酪样病灶内,我们称之为持留菌。这些持留菌是引起结核病复发、恶化的主要根源。因此,须选用对持留菌有杀灭作用的药物进行较长时间的治疗,以达到彻底治愈、减少或防止复发的治疗目的。

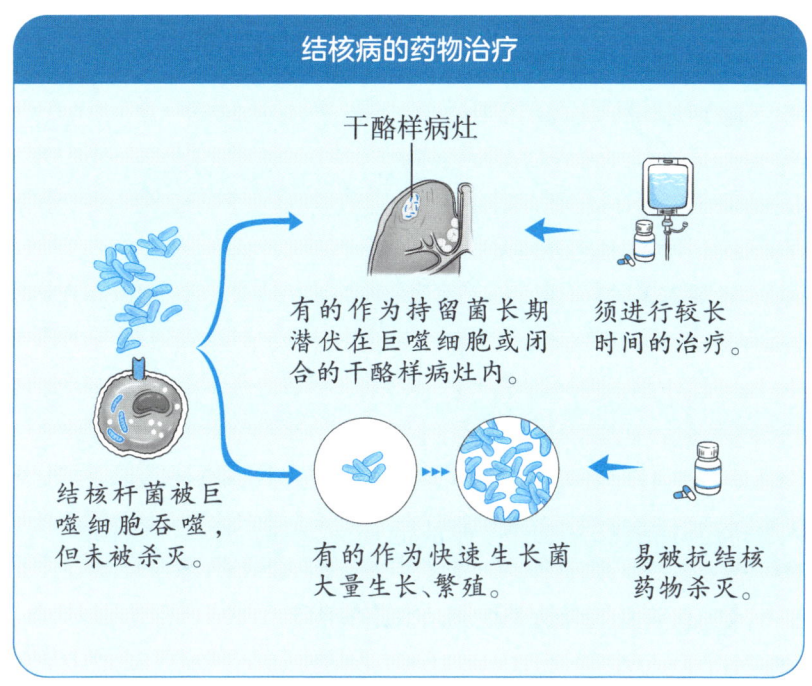

目前临床上常用的结核病一线治疗药物主要有以下几种:

异烟肼　异烟肼是关键性的抗结核药物之一,为强效的杀菌剂。它能够渗入巨噬细胞,通过抑制细胞内外结核杆菌细胞壁中的分枝菌酸的生物合成,使结核杆菌丧失多种能力,最终导致结核杆菌死亡,快速降低体内结核杆菌的负荷载量。

利福平　利福平也是关键性的抗结核药物,同样属于杀菌剂,容易渗入巨噬细胞,通过干扰结核杆菌核酸和蛋白质的合成杀灭结核细菌。

吡嗪酰胺　吡嗪酰胺为巨噬细胞内杀菌药,可以渗入巨噬细胞,并进入结核杆菌,抑制结核杆菌对氧的利用,从而影响其正常代谢,造成结核杆菌死亡。

乙胺丁醇　乙胺丁醇为抑菌药,仅对生长繁殖期的结核杆菌有作用,其对结核杆菌细胞壁的破壁作用可以有效加快其他药物进入细菌内的速度,提升细胞内的药物浓度。

以上四种药物单独使用均容易产生细菌耐药,联合使用可以起到协同作用,增强彼此的药效性。

常见消化系统结核病的用药原则

下面简要介绍一下常见的三种消化系统结核病的用药原则。

肠结核　目前标准的药物治疗方案是异烟肼、利福平、吡嗪酰胺、乙胺丁醇四药联用。强化期需要四药联用2个月,巩固期可减少至异烟肼、利福平两药联用,在江苏、浙江等耐药结核病高发地区,巩固期可加用乙胺丁醇进行治疗。

当然，并非所有肠结核患者都适用这四种药物的抗结核方案，若患者合并其他内科疾病，如肝功能不全、痛风、肾功能衰竭等，医生会调整药物治疗方案以更好地匹配患者。比如，对于肝功能不全和痛风患者，内科制订治疗方案时会避免选择吡嗪酰胺（其肝毒性大），采用喹诺酮类药物，一般选左氧氟沙星或者莫西沙星联合治疗肠结核。肾功能衰竭患者，不适宜使用乙胺丁醇。结核病很多时候是在大内科疾病的基础上出现的共患病，这就需要患者把自己所患的其他疾病准确无误、毫无保留地告知医生。任何自行增药、减药或停药的行为，都可能会增加药物的不良反应或影响治疗效果，是不可取的。

结核性腹膜炎 结核性腹膜炎的治疗方法和肠结核的治疗方法是一样的，标准治疗方案的总疗程均为1年或1年以上。在耐药结核病高发地区，巩固期可以考虑异烟肼、利福平、乙胺丁醇三药联用。在治疗过程中，如果短期内腹腔积液反复渗出，无法吸收，或发热持续且得不到缓解，可以适当进行激素治疗，以减少结核病的炎症反应。结核性腹膜炎还容易引起肠粘连、肠梗阻，这时治疗更困难，患者甚至需要行外科手术。

肝结核 肝结核的药物治疗疗程与上述两种疾病相同。强化期予异烟肼、利福平、吡嗪酰胺、乙胺丁醇四药联用，巩固期可以根据病情需要适当延长疗程。肝结核患者,如果已经存在肝功能不全,则不建议使用吡嗪酰胺,在使用异烟肼和利福平过程中需要严密监测肝功能情况。如果形成肝脏结核性脓肿,可考虑在抗结核治疗2周以后行肝脓肿穿刺术引流脓液,加快疾病痊愈。对于肝脏内占位性包块,目前临床上可在B超引导下行穿刺活检术,获取样本送检,以排除结核病以外的其他恶性疾病。

抗结核药物会引起哪些不良反应

首先必须明确,任何药物都是有副作用的。抗结核药物引起的不良反应因个体差异而表现不同,主要有以下几种:

胃肠道反应

部分患者服药后出现食欲减退、恶心,甚至呕吐、腹泻等胃肠道反应(可能由抗结核药物引起),需及时告知主治医生,根据情况酌情停用个别不良反应大的药物,或者考虑将药物分散到一天中固定的某几个时间点服用。

肝功能损害

好发于服药后2周至2个月内,其中以吡嗪酰胺引起的肝功能损害最为常见。尤其在与止痛药、感冒药联用时更易发生,患者可以无任何症状,也可以表现为乏力、纳差、恶心、呕吐、巩膜黄染等。因此,抗结核治疗期间需要严密监测肝功能,如果出现指标异常(超出正常值的2倍),需要调整药物治疗方案。

抑制造血功能

抗结核药物会导致患者的白细胞计数、红细胞计数、血小板计数中的一项或者多项异常,影响免疫力、体力,以及止血能力等,可能导致感染、疲劳、出血等各种表现。如果出血不幸发生在颅内,则会造成严重的肢体活动障碍,甚至危及生命,导致死亡。

视力、色觉等方面出现异常

乙胺丁醇可能会加重视力、色觉异常。尤其是糖尿病患者,本身可能存在眼底血管病变,所以当医生不得不使用这些药物时,往往会让患者先去做眼科检查。

过敏

服药后突然出现高热(体温突然在38.5℃以上)、皮肤瘙痒、皮疹等情况,均需考虑抗结核药物过敏。

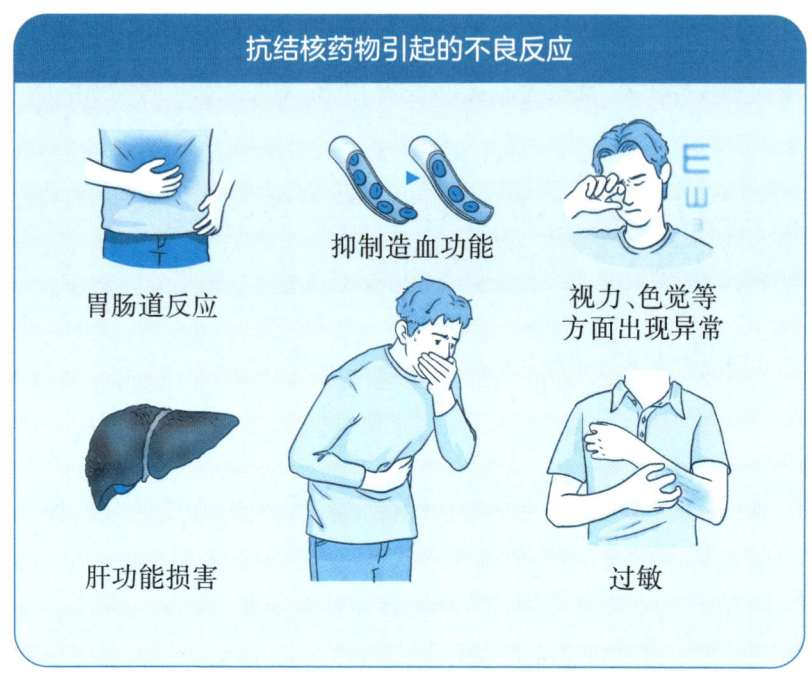

如何应对药物不良反应

首先，需要明确的是，结核病在我国是一种传统疾病，抗结核药物是"久经考验""摸爬滚打"存活下来的，所以绝大多数是安全的，是适合患者的，哪怕会引起一些不良反应，只要早期发现，及时介入，患者是可以痊愈的。况且，随着医学技术的进步，已经有一些抗结核新药完成临床试验，可被选择应用。

其次,需要注意的是,抗结核治疗毕竟需要多药长期联合使用,尤其是在前几个月的强化期,患者出现肝功能损害的风险仍较高,所以一定要配合医生做好定期复查。一般在第一个月需要完成2~3次抽血化验,以后每月1次。只有这样动态监测指标变化,才能及时规避药物不良反应或在其发生时早早地发现,从而避免出现不必要的更大损害。同时,患者一定要记住,只要出现不适,不管是哪一种,都不要"盲目坚持",应及时求助医生,或先停用药物,再及时就诊。

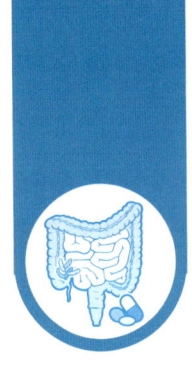

第二节 >>>
治疗期间的检查

结核病患者需要进行系统、规范的抗结核治疗。抗结核药物中有一些有肝毒性,有一些有肾毒性,有一些有血液系统毒性,还有一些会导致消化道不良反应,如恶心、呕吐,但大部分患者不会有特别明显的表现。这些不良反应往往具有剂量依赖性。上述不良反应可能不会在患者刚开始服用抗结核药物时出现,一般容易在服用2周之后出现。

因此,一般情况下,结核病患者服用抗结核药物2周和1个月后都必须到医院进行血常规、尿常规、肝肾功能检查(表4-1)。如果检查结果均正常,则患者以后每月复查1次即可;如果检查结果有异常,则医生会根据检查结果调整治疗方案。

抗结核治疗之后要进行定期复查,医生可以借此评估抗结核治疗效果。

一般情况下,肠结核患者在抗结核治疗2个月左右,即强化期结束的时候,需要做腹部CT检查、肠镜检查。借助肠镜可以直观看到肠道黏膜病变,对于新发的或者治疗效果不

表4-1 治疗期间的检查项目及时间

	2周末	1个月末	2个月末	3～5个月	6个月末	7～11个月	12个月末
血常规检查	✓	✓	✓	✓	✓	✓	✓
尿常规检查	✓	✓	✓	✓	✓	✓	✓
血生化检查	✓	✓	✓	✓	✓	✓	✓
腹部CT检查		✓	✓		✓		✓
结肠镜检查			✓		✓		✓
涂片抗酸染色		✓*	✓*	✓*	✓*		✓*
结核杆菌培养		✓*	✓*	✓*	✓*		✓*
胸部CT检查		✓*			✓*		✓*

*合并肺结核的患者需完善。

佳的部位,还可以做病理活体组织检查再次明确诊断,因此肠镜在肠结核的治疗中具有不可替代的地位。

结核性腹膜炎患者需要定期做腹腔积液B超检查,若腹腔积液吸收不佳,建议多次送检腹腔积液样本,以免合并其他腹部疾病。若有需要也可以定期做腹部CT检查和肠镜检查。若患者反复出现肠梗阻的情况,在数月内科药物治疗下效果仍不佳,则需要完善腹腔镜检查,直观了解腹腔的情况。

肝结核患者,由于肝脏本身存在病变,更加容易出现肝功能损害,更加需要密切监测肝功能情况。在抗结核治疗过程中,建议定期做肝脏B超检查,根据病情也可以选择肝脏CT平扫或者肝脏MRI检查。

当然,在随访过程中,如果患者病情有变化或者医生认为患者有必要进行其他检查,则患者应当遵照医生的意见完成相关检查。

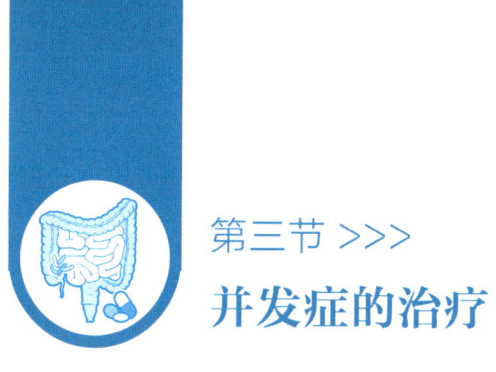

第三节 >>>
并发症的治疗

肠结核并发症的治疗

如果肠结核的病变能够被控制在早期,则肠道黏膜的损伤是可逆的。病灶内血供丰富,细菌生长、代谢旺盛,早期机体抵抗力强,机体的吞噬细胞活跃,此时抗结核药物能充分发挥杀菌和抑菌作用,能避免肠壁组织被大量破坏,能促进病灶完全吸收,故强调早期及时治疗非常重要。肠结核晚期,容易出现各种并发症,常见的有肠梗阻、肠穿孔,其他少见的并发症有腹膜炎、消化道出血等。

肠梗阻

肠梗阻属于最常见的肠结核并发症,可分为不完全性肠梗阻和完全性肠梗阻。完全性肠梗阻为肠道完全堵塞,症状更加明显,梗阻多呈慢性进行性,可以是多部位、多节段的梗阻,病程迁延时间较长,病情轻重不等,患者可出现难以缓解的腹痛、腹胀、恶心、呕吐、发热及肛门停止排气、排便等情况。在临床上,病情不重的患者,可通过短期禁食、胃肠减压、补液、预防感染、肠外营养支持等治疗方式来缓解;而病情严重的患者,可能需要外科手术切除梗阻部分肠段、重新排列肠管才能得到缓解。

肠穿孔

肠穿孔属于较常见的并发症,仅次于肠梗阻。通常由于肠结核病变侵蚀肠壁,肠壁局部组织薄弱,食物通过的时候发生机械性摩擦而导致肠穿孔。发生肠穿孔后,往往会伴有持续存在的、无法缓解的腹痛、发热,通过腹部影像学检查(首选腹部平片)可见膈下游离气体。发生肠穿孔后需要第一时间就医,常规禁食,一般需要外科手术修补肠段或者切除部分病变肠段。

结核性腹膜炎的并发症治疗

结核性腹膜炎可大致分为三种基本类型:渗出型、干酪型、粘连型。渗出型结核性腹膜炎患者容易出现腹腔积液的大量渗出,导致中、大量的腹腔积液。干酪型结核性腹膜炎患者,由于腹膜上干酪样结节坏死,可出现结核杆菌在腹腔内大量播散,导致结核病加重。粘连型结核性腹膜炎患者,可由于腹膜的粘连、牵拉,出现肠腔狭窄甚至变形,以及肠梗阻、肠穿孔的情况。以上几类患者的基础治疗均为抗结核药物的全程、联合使用,在内科治疗效果不佳的时候,可以请普外科及时介入,内外科同治。

肝结核并发症的治疗

肝结核主要由结核杆菌经血液循环播散至肝脏所致,多有肺外结核的原发病灶,但是由于机体自身存有免疫功能,巨噬细胞功能活跃,很多原发病灶不一定能被找到。在临床上,肝结核病灶如果出现在肝包膜下,则可导致包膜被牵拉而出现剧烈的牵拉痛。经统计发现,近半数肝结核患者存在脾肿大,或者周围淋巴结肿大,约15%的患者因结节压迫肝胆管可出现轻度黄疸,约10%的患者可出现腹腔积液。

治疗原则仍然是早期、联合、适量、规律、全程使用口服抗结核药物。若影像学检查结果显示患者存在较大、孤立的结核瘤或者肝脓肿,抗结核药物难以进入,则可选择在超声定位下行穿刺抽脓术,以减轻局部压力,加快身体康复。也有医院将抗结核药物直接注入脓腔内,以提高局部药物浓度,但此法的有效性和安全性需要临床多中心、大样本的数据考证。也有部分肝结核患者需要进行外科手术治疗,以切除部分病变的肝脏组织。若病灶压迫肝门引起梗阻性黄疸,则患者需要借助消化内镜或者选择外科介入行梗阻解除术。轻度脾肿大患者,不需要特殊处理;中、重度脾肿大伴有脾功能亢进的患者,需要外科会诊,必要时行脾动脉栓塞术或者脾切除术。

第四节
营养治疗

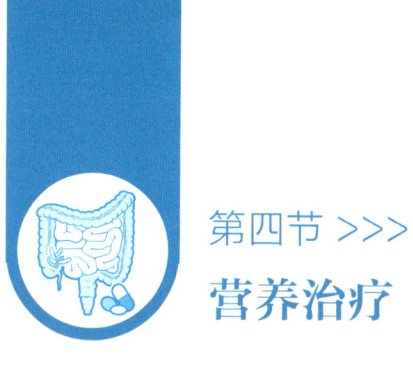

营养不良是结核病发生的一个高危因素,因为营养不良者的细胞免疫功能低下,对结核杆菌的抵抗力也相对较差,所以结核病患者往往在发病前自身就存在营养不良的问题。同时,结核病是一种慢性消耗性疾病,所以罹患结核病对患者的营养状况来说简直是雪上加霜。特别是消化系统结核病,病变发生在消化道,消化道作为人体最大的吸收器官及免疫器官被"攻陷",使得结核病患者的营养吸收功能"大打折扣",造成疾病迁延不愈。若得不到及时有效的治疗,则可能会出现极度消瘦、恶病质的情况,从而影响正常生长发育,甚至死亡。

如何评估患者的营养状况

评估患者营养状况的指标主要有体重指数(BMI)、肱三头肌皮褶厚度、上臂围、血液检测指标(主要有血红蛋白、血脂情况以及血清白蛋白)等。目前临床上还有营养评分表,可以用来综合判断患者的营养状况。

先来说说BMI,这是大家都熟悉的判断营养状况的指标,BMI等于体重与身高的平方的比值(kg/m^2)。实际体重小于标准体重10%以上的为消瘦。有科学研究显示,当BMI<16 kg/m^2时,BMI与呼吸道感染和结核病的发病率明显相关。据报道,在结核病患者中,约有51%的患者的BMI<16 kg/m^2。

另一个直观的指标是血清白蛋白,在血液检查、肝功能检查结果中都能看到它。若血清白蛋白水平低于35 g/L,则提示内脏蛋白不足,此时患者需要补充蛋白质,首选优质动物蛋白。若血清白蛋白水平持续降低,则说明病情未得到控制,甚至加重,提示预后不佳,此时患者需提高警惕。

结核病患者如何进行营养治疗

饮食补充

补充营养的原则是能通过饮食补充就尽量通过饮食补充,充分利用肠道的吸收、消化和免疫功能,适当增加荤菜(即肉、蛋、鱼、虾、蟹)的摄入量,特别注意优质蛋白的每日摄入量。即使是素食者,也要注意调整饮食结构,全面均衡地摄入营养。自行摄入量不足的部分患者可选择营养液、营养粉。

治疗贫血

有部分患者的BMI和血清白蛋白水平在正常范围内,仅血常规检查结果提示贫血(血红蛋白水平降低),这时候患者就要多吃红肉(以牛肉、羊肉为主),必要时还需要口服叶酸和铁剂以促进血红蛋白的合成。同时,要注意观察大便颜色,以免存在长期少量消化道出血而导致铁丢失。

补充电解质

还有些患者总觉得食欲不佳、全身乏力,此时要注意检查血清电解质。如果血钾、血钠浓度降低,患者就要适当补充盐分,多吃新鲜的蔬菜和水果。如果通过饮食摄入量仍不能达标,可选择摄入药物,以维持血清内环境的稳定。

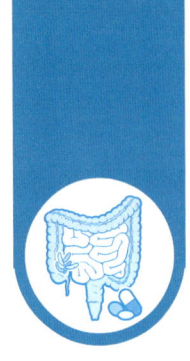

第五节 >>>
消化系统结核病的预后

消化系统结核病和肺结核一样,预后取决于早期诊断、及时治疗,当病变尚在渗出阶段时,经治疗后可痊愈,预后良好。合理选用抗结核药物,保证充分剂量与足够疗程,是决定预后良好的关键。

肠结核和结核性腹膜炎患者,由于或多或少合并肠道病变,在抗结核治疗的同时,一定要加强饮食管理,尽量减少糯米类、坚果类、粗纤维类食物的摄入量,以免出现肠出血或者肠穿孔等并发症。

肝脏具有很强的再生和防御能力,能及时发挥屏障作用,故肝结核有自愈倾向,但一旦出现高热、发冷、肝大等活动性肝结核表现,就难以自行恢复。若不及时给予特效治疗,一般病情会迅速恶化,患者可能于数周或数月内死亡。有效进行抗结核药物治疗,必要时联合穿刺抽脓术或者切除手术,往往能使肝结核得到较好的控制。

对于消化系统结核病患者,抗结核药物治疗的疗程为1年或1年以上;对于有并发症或者抗结核药物治疗不全的患者,抗结核治疗的疗程需要更久。

第 5 章

消化系统结核病的日常生活指导

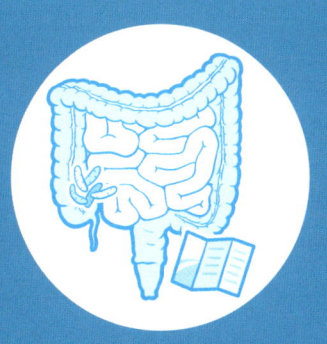

俗话说"三分治,七分养",在消化系统结核病的防治中"养"也占据着举足轻重的地位。在日常生活中"养"好自己、养成健康的生活习惯,在结核病的康复中起着至关重要的作用,因此结核病患者必须重视日常生活指导。

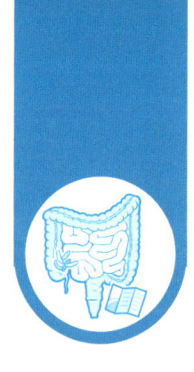

第一节 >>>
消化系统结核病患者的"衣"与"食"

消化系统结核病是结核病中的一类,由结核杆菌通过消化道摄入、血行播散或邻近组织直接蔓延等途径感染所致。该疾病是一种慢性消耗性疾病,往往会导致患者营养不良和能量不足,因此消化系统结核病患者应较常人更加注重"衣"与"食"。

衣

消化系统结核病患者由于疾病消耗、自身抵抗力弱、天气变化,容易发生其他感染,从而导致病情加重。因此,消化系统结核病患者更应该注重穿衣。应根据四季的冷暖变化来进行穿搭,冷了就添加衣物,热了就减少衣物。穿衣时以冷暖适中、宽松、柔软、轻便为宜,尤其对于还存在腹泻的患者,更应注重穿着的轻便性。

在寒冷的季节,应穿背心以保护胸腹部,并佩戴手套、口罩、帽子、围巾等御寒,以防感冒。在炎热的季节,应佩戴遮阳帽或撑遮阳伞,以防中暑。

饮食

消化系统结核病患者多有消化道不适症状,尤其是肠结核患者,多有食欲减退、腹痛、腹泻、大便不正常等,因此更容易出现营养吸收不好、疲劳乏力、消瘦的情况,进而导致身体素质急剧下降,免疫力更为低下。这时,通过日常饮食进行调养就显得尤为重要。

患者饮食宜遵循"三高一低"原则,即高蛋白、高碳水化合物、高维生素和低脂肪。如可适当多吃鸡蛋、牛奶、豆制品、瘦肉、贝类、食用菌、新鲜蔬菜和水果等。食物应多样化,不偏食。

结核病急性期患者多有发热、食欲减退等不适症状,此时宜摄入清淡、营养丰富、易消化的食物,如稀饭、面条、牛奶、藕粉、梨汁、瘦肉汤等。待病情好转,食欲恢复后适当增加营养。

肠结核患者由于病灶在肠道,对人体消化、吸收功能的影响更明显,更应该以渣少、易消化、高蛋白的食物为主,且宜以少吃多餐的形式进食,这样可以促进营养的吸收。不要吃油炸或甜腻的高脂肪及高糖食物,还应避免吃容易产气的食物。牛奶、豆浆、芹菜、豆芽等不适合肠结核患者。

下面推荐几种适合消化系统结核病患者摄入的食物:

牛肉 牛肉是比较适合患者吃的肉类,富含蛋白质,有助于身体康复,而且其中含有丰富的铁元素,有补血的作用。一周可以吃2次。牛肉会引起身体燥热,所以不可吃太多。

山药 山药有补虚劳、补肾益气、健脾养胃的作用,非常适合胃肠功能不好的人食用,患者平时可以多吃。山药可以用来煮汤、煮粥,也可以直接蒸着吃。

小米 小米的营养价值要比大米高,有健脾和胃、补肾益气的作用,适合脾胃虚弱、消化不良、反胃呕吐的人食用。患者经常喝一些小米粥,可以促进营养的吸收。

桂圆干 桂圆是一种水果,桂圆干是有名的中药,有温胃补脾的作用,特别适合气血不足、心脾虚损的患者食用。桂圆干可用来煮粥、煮汤。

樱桃 樱桃是很适合患者食用的水果,它的营养价值非常高,除了维生素含量高之外,铁元素含量也很丰富。患者适当吃一些樱桃可以提高免疫力,有助于身体康复。但樱桃性温热,多吃容易令人上火,要限量食用。

消化系统结核病患者在饮食上切忌暴饮暴食,忌辛辣刺激,禁烟酒,且进餐时间应和服药时间间隔至少0.5小时,即食物不宜与药物一起吃。

发生不完全性肠梗阻时,应进食流质或半流质食物;发生完全性肠梗阻时,应禁食。

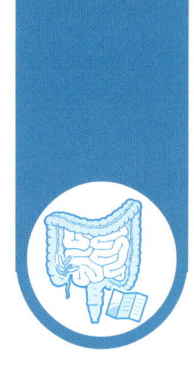

第二节 >>>
消化系统结核病患者的"住"与"行"

结核病是一种传染病,患者得结核病后,其身边的朋友及家人或多或少都会心存芥蒂,有意或无意地疏远患者。这往往会导致患者在恢复期得不到最佳的调养,且会感到孤独,出现抑郁、自卑等心理健康问题,从而影响疾病的治疗。其实患者只要在"住"与"行"方面做好防护,就能够享受正常人的生活。

在正式开始介绍"住"与"行"之前,我们先来了解一个概念——结核病的传染期。结核病的传染期一般为患者尚未得到治疗的时期,或结核病刚发生的2个月内,或耐药肺结核患者的排菌期。处于这个时期的患者仍能够排出结核杆菌,导致疾病的传播。因病情不同,每个结核病患者的传染期不尽相同,这就需要通过前面所讲解的检查手段来加以判断。

住

传染期

消化系统结核病往往由肺结核继发而来,因此正常人应当与合并肺结核患者分居、分食。有条件者最好单独住一屋,无条件者至少应分床睡。居住房间应阳光充足,空气流通。定期用紫外线灯对居室及患者所用书刊、用具等进行消毒。床上用品应勤换洗,耐高温的布类物品应用开水烫洗。患者应与他人分开进餐,使用单独的餐具,使用后的餐具还应高温(煮沸)消毒。

由于结核病的主要传播方式是人与人之间的呼吸道传播,且主要的传染源是排菌的肺结核患者,单纯消化系结核病患者无须与家人分居,但应分食。

稳定期

稳定期患者由于传染性大大降低,可以和正常人一样生活。

行

传染期

合并肺结核患者应减少非必要的出行和运动,以休息为主,避免去人多的公共场所,避免乘坐公共交通工具等。如必须出行,应佩戴医用外科口罩,保持良好的社交礼仪习惯,不随地吐痰。

单纯消化系统结核病患者由于在传染期仍存在消化道症状,应注意休息,避免频繁出行。

稳定期

稳定期患者由于传染性低,身体机能大部分得到恢复,可以适度进行体力劳动、工作、学习和体育锻炼,也可以和正常人一样出行,但仍不可过度劳累,应保证每天充足的睡眠。因为一旦疲劳后,机体抵抗力下降,容易导致结核病复发。可以打太极拳、八段锦等,并常到户外呼吸新鲜空气,晒太阳。

第 6 章

结核病的预防

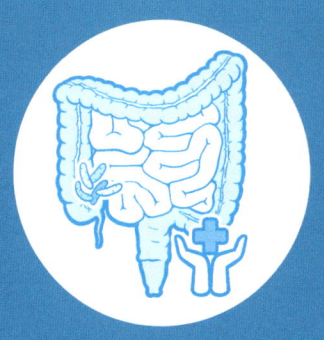

根据世界卫生组织发布的《2021年全球结核病报告》，2020年全球新发结核病病例987万例，较2019年略有增加；我国新发结核病病例84.2万例，病例数位居全球第二，仅次于印度。因此，结核病防治工作仍然任重而道远。

任何传染病的防治都离不开三大要素，应控制传染源、切断传播途径、保护易感人群。"预防为主，防治结合"是人类和传染病斗争多年后总结出来的重要方针，因此对于结核病的预防，我们同样需要重视。

第一节 >>>
卡介苗接种

卡介苗

卡介苗是一种用来预防结核病的减毒活疫苗,它是由法国科学家卡尔梅特和介朗分离的一株牛分枝杆菌经过13年230余次连续传代后获得的减毒疫苗株。已证实接种卡介苗对儿童粟粒型结核及结核性脑膜炎预防效果显著,重症结核病发病率最高可降低92%。接种卡介苗的目的是让人体的免疫系统"记住"分枝杆菌的模样,当人型结核分枝杆菌入侵时,免疫系统能尽快识别危险并启动抵御机制以清除病原菌。然而这"记忆"并不是终生的,一般认为卡介苗的保护作用能够维持10~15年。随着时间的流逝,疫苗诱导的保护效果会不断减弱直至消失。

预防要从"娃娃抓起"

新生儿及婴幼儿由于肺部先天免疫功能较弱,接触到结核杆菌后容易出现结核杆菌在体内大量生长、繁殖的现象,疾病进展较快,易发展为粟粒型肺结核和结核性脑膜炎等重症类型。因此,对于出生3个月以内的婴儿或结核菌素皮肤试验结果呈阴性的儿童,只要没有禁忌证,均需要接种卡介苗。如果由于特殊原因错过卡介苗接种,符合以下条件者仍可以补种:

❶ 小于3月龄的婴儿(无禁忌证、暂缓或不宜接种的情况)。
❷ 结核菌素皮肤试验结果呈阴性的3月龄至3岁儿童。

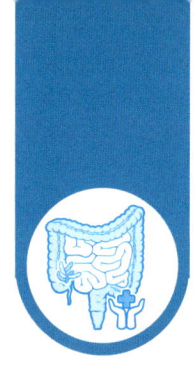

第二节 >>>
识别结核潜伏感染

结核感染者中,将有5%～10%会发展为结核病患者,免疫功能低下人群、高危人群的发病风险更高。国内外有大量研究结果证实,预防性治疗对感染了结核杆菌的高危人群具有保护作用,是预防结核病的主要措施之一。对结核感染者开展预防性治疗是显著降低感染者结核病发病风险和发病率的直接手段,因此我们需要早期识别结核潜伏感染,了解结核潜伏感染的高危人群和重点人群,并启动结核潜伏感染的预防性治疗。

结核潜伏感染是指机体对结核杆菌抗原刺激产生持续的免疫应答,但没有任何活动性结核病的临床证据。其具体表现为结核菌素皮肤试验、重组结核杆菌融合蛋白试验或γ干扰素释放试验结果呈阳性,但肺部或其他器官及组织没有结核病可疑症状,且胸部CT检查结果中未见活动性肺结核病变特征,痰病原学检查结果呈阴性。

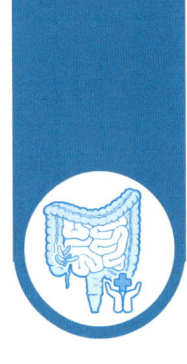

第三节
结核潜伏感染的高危人群和重点人群

感染结核杆菌的人有很多，但对所有人进行预防性治疗，不仅费用巨大，管理困难，还要承担严重药物不良反应的风险，因此需要确定结核潜伏感染的高危人群与重点人群，对这些人群开展预防性治疗，以降低结核病发病风险及由结核病带来的危险。

高危人群

结核潜伏感染的高危人群是指由于存在某些危险因素，感染结核杆菌后发生活动性结核病的风险显著高于其他潜伏感染人群的人群，主要包括以下几类：

❶ 与病原学检查结果呈阳性的肺结核患者密切接触的婴幼儿、青少年、老年人。

❷ HIV感染者及其他有免疫缺陷疾病者。

❸ 硅肺或肺尘埃沉着病患者。

❹ 长期进行血液透析者。

❺ 长期接受抗肿瘤坏死因子治疗者。
❻ 长期使用免疫抑制剂者。
❼ 准备进行器官移植术的患者。
❽ 糖尿病患者或血糖控制不良者。
❾ 5年内未接受规范抗结核治疗的非活动性结核病患者。
❿ 其他经临床评估存在高发病风险者。

重点人群

结核潜伏感染的重点人群是指因为工作或居住环境等感染结核杆菌的风险高，发病后易导致社区传播的人群，主要包括以下几类：

❶ 学生及教职员工。
❷ 监管场所的工作人员及被监管人员。
❸ 医疗卫生机构的医务人员，特别是呼吸科、结核科、感染科、急诊科、儿科的医务人员。
❹ 其他经临床评估存在感染及高发病风险的人。

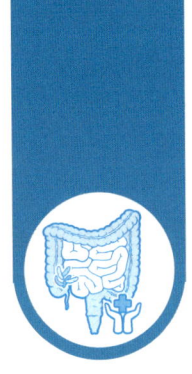

第四节 >>>
结核潜伏感染的预防性治疗

需要对结核潜伏感染的高危人群和重点人群采取抗结核化学药物或生物制剂预防性治疗等措施,以降低这类人群发生活动性结核病的风险。

化学药物预防性治疗方案(表6-1)

1. 单用异烟肼,每天1次,疗程为6~9个月。
2. 异烟肼和利福喷丁联用,每周2次,疗程为3个月。利福喷丁对儿童的疗效和安全性的研究数据有限,该方案建议5岁以上人群使用。
3. 异烟肼和利福平联用,每天1次,疗程为3个月。
4. 单用利福平,每天1次,疗程为4个月。实验室确认的对异烟肼耐药或其他不宜使用异烟肼者,可接受4个月的利福平治疗方案。

对于要进行器官移植或用抗肿瘤坏死因子进行治疗的患者及无家可归者,疗程较短的治疗方案更为合适。

表6-1 结核潜伏感染化学药物预防性治疗方案

治疗方案	药物	剂量				用法	疗程
		成人/(mg/次)		儿童			
		体重<50 kg	体重≥50 kg	体重/kg	最大剂量/(mg/次)		
单用异烟肼	异烟肼	300	300	10	300	每天1次	6~9个月
异烟肼和利福喷丁联用	异烟肼	500	600	10~15	300	每周2次	3个月
	利福喷丁	450	600	10（>5岁）	450（>5岁）		
异烟肼和利福平联用	异烟肼	300	300	10	300	每天1次	3个月
	利福平	450	600	10	450		
单用利福平	利福平	450	600	10	450	每天1次	4个月

生物制剂预防性免疫治疗方案

目前市场上可供使用的产品为注射用母牛分枝杆菌,适用于15~65岁的结核潜伏感染者。

规格:复溶后1 ml/瓶。

剂量:每次每人用的剂量为1 ml,内含母牛分枝杆菌菌体蛋白22.5 μg。

用法:每次用1 ml灭菌注射用水稀释本品1瓶,摇匀后于臀部肌肉深部注射。

根据产品说明书,推荐每次给药1瓶,间隔2周给药1次,共给药6次。

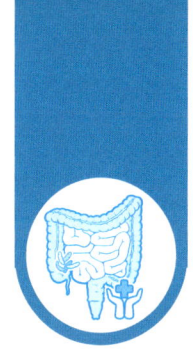

第五节 >>>
消化系统结核病的高危因素

消化系统结核病属于肺外结核中的一类，其大多数患者继发于肺结核，但并非所有肺结核患者都会伴发消化系统结核病。对于具有哪些风险因素的患者更容易伴发消化系统结核病这一问题，国内外的学者尚未达成一致的观点。根据文献以及临床经验，笔者认为存在以下风险因素的患者可能更易伴发消化系统结核病。

免疫功能受损

提高人体自身免疫力是控制结核病进展的最好手段之一。自身免疫功能受损的患者，如艾滋病患者、白血病患者、器官移植术后患者等，往往更容易伴发消化系统结核病。

基础疾病

合并糖尿病、肝硬化、终末期肾病等患者，自身免疫功能也往往受损,因此容易伴发消化系统结核病。同时,如长期进行腹膜透析的终末期肾病患者,由于腹膜与外界之间存在人为孔道等因素,更易伴发消化系统结核病。

耐药结核病

耐药结核病患者的结核杆菌对一线抗结核药物(如异烟肼、利福平等)具有抵抗性,同时这一类患者往往存在有效治疗延迟或得不到有效治疗等情况,因此更易伴发消化系统结核病。

不良生活习惯等

生活习惯不良(如酗酒、吸毒等)者、老年人、儿童、女性、营养不良者等,均可能伴发消化系统结核病。

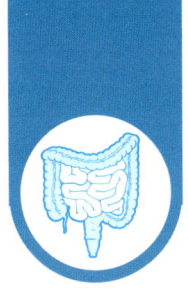

附录 >>>
消化系统结核病常见问题

1 肠结核能否治愈？

肠结核是由结核杆菌引起的肠道慢性特异性感染。肠结核的治疗很重要，应全面考虑并及时补充营养。早期患者通常使用抗结核一线药物，采用二联或三联药物连续治疗，并要定期复检。病灶处于初期的患者如果能早期发现并及时治疗，是可以痊愈的。

2 肠结核会影响自然寿命吗？

肠结核患者如果早期发现，并按照规范的治疗方案，长期、适量、足疗程进行治疗，同时结合适度锻炼，提高机体免疫力，护理得当，保证营养供给，保持舒畅的心情，是完全可以治愈的，一般自然寿命不会受影响。

3 肠结核造成肠梗阻了怎么办？

造成肠梗阻的肠结核多为增殖型。溃疡型肠结核患者早期不容易出现肠梗阻,晚期会出现环形肠道瘢痕狭窄,即出现完全性肠梗阻或者不完全性肠梗阻。肠结核患者一般先采取非手术化学治疗,而当出现肠梗阻时必须接受外科干预。由于患者个体体质以及病变性质不同,选择的手术方式也不同。手术方式包括传统的外科手术和内镜下放置支架或引流管等。

4 肠结核会不会遗传?

肠结核是由结核感染引起的,不会遗传,但是会传染。肠结核可以分为原发性肠结核和继发性肠结核。原发性肠结核比较少见,一般为结核杆菌直接感染肠道所引发的原发性病变。临床上以继发性肠结核多见,其中最常见的原发病变就是肺结核。需要明确的是,一旦出现肠结核,患者就要积极进行抗结核治疗,一定要遵循早期、联合、适量、规律、全程的治疗原则,这样才有助于病情控制。

5 哪些人易患结核病?

抵抗力低下的人群是结核病的易感人群,包括婴幼儿、老年人、HIV感染者、硅肺患者、免疫抑制剂使用者、慢性肾脏病等慢性疾病患者、血糖控制不理想的糖尿病患者、刚移居到某地的居民,以及生活贫穷、居住环境拥挤、营养不良者。

6 得肠结核后,能吃什么？需要忌口吗？

如果得了肠结核,就要保证饮食清淡,吃一些容易消化的食物,可以多吃新鲜的蔬菜,如菠菜、白菜,以促进胃肠蠕动、减轻消化道负担。避免食用辛辣刺激的食物,如辣椒、芥末。新鲜水果是不可或缺的,尤其是含有丰富的维生素C的橘子、橙子等,可以促进营养物质的吸收、提高机体的抗感染能力。还可以吃富含优质蛋白的食物,如鲜虾、鸡蛋,这些既可以提高机体免疫力,也可以有效减轻肠结核的症状。除了做到合理饮食以外,还应当积极锻炼身体,提高机体的抗感染能力。当然,戒烟、戒酒也是非常必要的。

7 身边有人得了结核病,我需要做什么？应该如何避免被传染呢？

若身边有肺结核患者,或与结核病患者有较密切的接触,则要注意防护和体检。若有不适症状,就要尽快体检；若没有不适症状,也应该定期做检查(每6个月或1年1次），如做胸部CT检查。若因接触患者而导致PPD试验结果呈强阳性，则应及时到结核病医院或结核病防治所就诊，必要时进行预防性治疗。

对于健康者来说，身边有结核病患者时，应做到以下几点：

❶ 接种疫苗，这是预防疾病的一种有力武器。在我国，新生儿免费接种卡介苗，这可以有效预防儿童重症结核病的发生，但接种后的儿童仍不能完全避免被传染。

❷ 房间要经常开窗通风，尤其是人员密集的场所，如教室、集体宿舍等。

❸ 当要进入高风险场所如医院、结核科门诊时，建议佩戴医用防护口罩。

❹ 提高自身免疫力。虽然结核病是一种传染病，很多人都会感染结核杆菌，但感染者一生发生结核病的概率只有10%。感染者发病与否与其免疫力强弱密切相关。所以，我们要养成良好的生活作息习惯，做到饮食均衡、劳逸结合，保证充足的睡眠，保持愉悦的心情，提高自身免疫力。一旦患有影响免疫力的疾病，一定要定期筛查结核病。

8 消化系统结核病会影响生育吗？

对于肠结核或结核性腹膜炎患者,如果结核杆菌通过血液传播或邻近组织直接蔓延,累及盆腔脏器,引起女性输卵管结核或卵巢结核等生殖系统结核,男性附睾结核、输精管结核、睾丸结核等,则可能会影响生育。肠结核或结核性腹膜炎患者最好在结核病治愈后做一次全面的生殖系统检查,以确定身体是否适合怀孕。还是要强调,提高认识,提早发现,早期治疗,才能减少并发症的发生。

9 怎么判断消化系统结核病已经治愈？

消化系统结核病抗结核治疗需要1年以上者,首先要保证药物联合治疗有效、疗程顺利完成。若没有腹痛、低热等临床症状,则在保证没有临床症状后宜继续应用6个月抗结核药物。其次,检查如血沉和C反应蛋白等指标,以及进行腹部B超检查、CT检查、X线摄影或结肠镜检查,以确认肠道病变及黏膜损害完全修复。若没有临床症状,肠道病变及黏膜损害完全修复,则说明临床治愈了,但是不能说完全治愈了。若停药2年,且没有复发或患有其他部位的结核病,则说明完全治愈了。

10. 得肺结核后,出现哪些情况时需警惕发生了消化系统结核病?

一般来说,消化系统结核病主要由呼吸系统结核病扩散而来。吞咽含有结核杆菌的痰液,就可能出现消化系统结核病。消化系统结核病患者可能会出现恶心、呕吐、腹痛、腹泻、腹部包块等症状,还有的可能会出现腹胀、腹泻和便秘交替及便血的症状。消化系统结核病一般发生在回盲部。所以,肺结核患者出现某些消化系统临床症状时,需要警惕发生消化系统结核病的可能,需要进行消化系统相关检查,如腹部CT检查、B超检查、结肠镜检查等来明确诊断。